中皮腫瘍取扱い規約

General Rules for Clinical and Pathological Record of Mesothelial Tumors

2025年2月
February 2025
(The 2nd Edition)

編集
日本石綿・中皮腫学会
Japan Asbestos Mesothelioma Interest Group

日本肺癌学会
The Japan Lung Cancer Society

後援
日本臨床細胞学会
日本産科婦人科学会
中皮腫細胞診研究会

金原出版株式会社

第2版の序

　中皮腫瘍取扱い規約の初版は 2018 年 11 月 30 日に発刊され，それから 6 年が過ぎました。その間，中皮腫の治療法が大きく変わってきました。薬物療法では，免疫チェックポイント阻害薬の有効性が確認されファーストラインで使用されるようになりました。現在，ニボルマブは胸膜中皮腫のみならず，腹膜，心膜，精巣鞘膜中皮腫においても保険診療で使用が可能となっています。外科療法では胸膜肺全摘術（EPP）に比べ，胸膜切除/肺剝皮術（P/D）が多く施行されるようになってきました。こうしたこともあり，胸膜中皮腫患者の予後が確実に良くなってきたことが報告されています。診断については，補助的検査の併用により小さな生検標本や細胞診でも中皮腫の診断が可能になりました。さらに，病期分類については 2024 年に IASLC により TNM 第 9 版に向けた改訂が提案され，特に T 因子の大幅な改訂が提案されました。2024 年 12 月 19 日に胸膜中皮腫に関する AJCC–TNM 第 9 版が発行され，それによると 2025 年 1 月 1 日より新しい TNM 分類を使用することが求められています。

　このような背景から，中皮腫瘍取扱い規約の改訂の必要性が強く求められました。初版は 3 団体の共同によって編集されましたが，そのうちの 2 団体，石綿・中皮腫研究会と日本中皮腫研究機構が統合し，2019 年 2 月 22 日に特定非営利活動法人日本石綿・中皮腫学会 Japan Asbestos Mesothelioma Interest Group（JAMIG）が発足しました。第 2 版では，この新たに設立された日本石綿・中皮腫学会と日本肺癌学会が共同で編集を行い，3 つの関連団体（日本臨床細胞学会，日本産科婦人科学会，中皮腫細胞診研究会）から後援をいただきました。

　2022 年 6 月 14 日に第 2 版の作成準備会を開催して本格的に作成に着手しました。その後の作成において，初版の総責任者であった廣島健三博士にも多大なご協力をいただきました。さらに，章間の委員による相互レビューを行い，表記などについても一貫性をもたせました。図表や全体のレイアウトも読者にとってより分かりやすいように工夫を重ねました。

　重要な用語変更に関しては「上皮型，肉腫型，二相型」を改め「上皮様，肉腫様，二相性」で統一したことが挙げられます。これは，WHO の中皮腫の組織分類として「epithelioid, sarcomatoid, biphasic」がすでに用いられており，英語の用語を忠実に訳すことが望ましいと考えたからです。「上皮様，肉腫様，二相性」の用語が本邦において普及することを強く期待しています。

　「中皮腫瘍取扱い規約 第 2 版」が初版同様に全国の病院に配備され，中皮腫の日常診療に活用されることを期待します。

　2025 年 1 月

特定非営利活動法人日本石綿・中皮腫学会　理事長
愛知県がんセンター研究所　副所長

関 戸 好 孝

初版の序

　我が国における中皮腫の発症数は年々増加し，2016 年の中皮腫患者数は 1,550 名に達しました。中皮腫は労働者災害補償保険法，石綿健康被害救済法による補償，救済の対象疾病ですが，中皮腫として申請された症例のうち，約 10% は専門家の診断によると中皮腫ではありません。中皮腫の病理診断についてまとめた書物がなく，一般の病理医に診断法が普及していないことがその一因と考えられます。

　中皮腫に関して肺癌取扱い規約には，病理は第 5 版（1999 年）より，細胞診は第 7 版（2010 年）より記載されていますが，鑑別疾患についての記載は十分ではなく，中皮腫の TNM 分類，画像診断，胸腔鏡所見，手術記載などについての記載はありません。卵巣腫瘍・卵管癌・腹膜癌取扱い規約 病理編（2016 年）には卵管腫瘍，腹膜腫瘍の項に中皮腫瘍の記載がわずかにあるのみです。中皮腫に関しても胃癌，大腸癌，乳癌，卵巣腫瘍など各臓器の腫瘍取扱い規約と同様の取扱い規約が必要であると考え，2017 年 11 月に「中皮腫瘍取扱い規約」の出版について検討を始めました。

　「中皮腫瘍取扱い規約」は，石綿・中皮腫研究会，日本中皮腫研究機構，日本肺癌学会の共同編集とし，中皮腫に詳しい臨床医，放射線診断医，病理医がチームを組み，執筆を行いました。日本病理学会，日本産科婦人科学会，中皮腫細胞診研究会には後援をしていただきました。

　中皮腫の病期分類は，長らく 1995 年に提唱された IMIG 分類が用いられていましたが，本書では，2017 年に大幅に改訂した UICC TNM 分類第 8 版の分類を記載しました。画像診断や胸腔鏡の章では多数の中皮腫の写真を掲載し，石綿曝露の評価方法，労働者災害補償保険法，石綿健康被害救済法についても解説をしました。胸膜中皮腫，腹膜中皮腫の疫学，症状，治療などについても，簡単にまとめました。なお，最新の胸膜中皮腫の診療ガイドラインについては日本肺癌学会編集の「肺癌診療ガイドライン」の中の悪性胸膜中皮腫診療ガイドラインをご覧ください。

　「中皮腫瘍取扱い規約」が他臓器の腫瘍取扱い規約と同様に，全国の病院に配備され，日常診療の参考にしていただくことを期待します。石綿・中皮腫研究会と日本中皮腫研究機構はそれぞれ 2018 年の秋に解散し，同年 12 月に日本石綿・中皮腫学会を設立します。取扱い規約は絶えず，修正，変更，追加などが行われるべきものですので，日本石綿・中皮腫学会および日本肺癌学会が中心となり，今後も改訂を重ねていくことを期待します。

2018 年 11 月

石綿・中皮腫研究会　代表幹事
特定非営利活動法人日本中皮腫研究機構　理事
特定非営利活動法人日本肺癌学会　胸膜中皮腫小委員会委員

廣 島 健 三

作成委員一覧

編　集
日本石綿・中皮腫学会
日本肺癌学会

総責任者
関 戸 好 孝　　愛知県がんセンター研究所 分子腫瘍学分野

委　員　(五十音順)

1. TNM 分類
担 当 責 任 者	長谷川誠紀	宝塚市立病院 呼吸器外科
委　　　員	加 藤 勝 也	川崎医科大学総合医療センター 放射線科
	北 島 一 宏	兵庫医科大学病院 放射線科
	栗 林 康 造	兵庫医科大学病院 呼吸器内科
	橋 本 昌 樹	兵庫医科大学病院 呼吸器外科
	濱 﨑 　 慎	福岡大学病院 病理部・病理診断科
	藤 本 伸 一	岡山労災病院 呼吸器内科/腫瘍内科
日本肺癌学会 査 読 担 当 者	芳 川 豊 史	名古屋大学医学部附属病院 呼吸器外科

2. 画像診断
担 当 責 任 者	芦 澤 和 人	長崎大学病院 臨床腫瘍科
委　　　員	荒 川 浩 明	獨協医科大学病院 放射線科
	加 藤 勝 也	川崎医科大学総合医療センター 放射線科
	楠 本 昌 彦	国立がん研究センター中央病院 放射線診断科
	酒 井 文 和	神奈川県立循環器呼吸器センター 放射線科
	八木橋国博	聖マリアンナ医科大学横浜市西部病院 放射線科
日本肺癌学会 査 読 担 当 者	矢 野 聖 二	金沢大学附属病院がんセンター 金沢大学がん進展制御研究所/腫瘍内科

3. 組織採取法と胸腔鏡所見
担 当 責 任 者	橋 本 昌 樹	兵庫医科大学病院 呼吸器外科
委　　　員	大搯泰一郎	兵庫医科大学病院 呼吸器内科
	児 玉 大 志	兵庫医科大学病院 放射線科
	清 水 重 喜	近畿中央呼吸器センター 臨床検査部
	竹 中 　 賢	産業医科大学病院 呼吸器・胸部外科
	谷野美智枝	旭川医科大学病院 病理部/病理診断科
	中 村 彰 太	名古屋大学医学部附属病院 呼吸器外科

| 日本肺癌学会
査読担当者 | 坪 井 正 博 | 国立がん研究センター東病院 呼吸器外科 |
| | 谷田部 恭 | 国立がん研究センター中央病院 病理診断科 |

4. 手術記載

担 当 責 任 者	田 中 文 啓	産業医科大学病院 呼吸器・胸部外科
委 員	青 江 啓 介	山口宇部医療センター 腫瘍内科
	竹 中 賢	産業医科大学病院 呼吸器・胸部外科
	西 英 行	岡山労災病院 外科
	橋 本 昌 樹	兵庫医科大学病院 呼吸器外科
	樋 田 泰 浩	藤田医科大学病院 呼吸器外科
	諸 星 隆 夫	横須賀共済病院 呼吸器外科
	芳 川 豊 史	名古屋大学医学部附属病院 呼吸器外科
	渡 辺 俊 一	国立がん研究センター中央病院 呼吸器外科
日本肺癌学会 査読担当者	岡 田 守 人	広島大学原爆放射線医科学研究所 腫瘍外科

5. 細胞診

担 当 責 任 者	河 原 邦 光	神戸大学大学院医学研究科 地域連携病理学
委 員	岡 輝 明	複十字病院 病理診断部
	佐 藤 之 俊	北里大学病院 呼吸器外科
	鶴 岡 慎 悟	JCHO 埼玉メディカルセンター 病理診断科
	畠 榮	神戸常盤大学保健科学部 医療検査学科
	羽 原 利 幸	広島国際大学保健医療学部 医療技術学科
	濱 川 真 治	公立昭和病院 臨床検査科
	濱 﨑 慎	福岡大学病院 病理部・病理診断科
	廣 島 健 三	千葉大学大学院医学研究院 遺伝子生化学
	松 本 慎 二	福岡大学病院 病理部・病理診断科

6. 病理診断

担 当 責 任 者	廣 島 健 三	千葉大学大学院医学研究院 遺伝子生化学
委 員	笠 井 孝 彦	徳島赤十字病院 病理診断科
	清 川 貴 子	東京慈恵会医科大学附属病院 病院病理部
	櫛 谷 桂	広島大学大学院医系科学研究科 病理学研究室
	清 水 重 喜	近畿中央呼吸器センター 臨床検査部
	田 口 健 一	九州がんセンター 臨床検査科/病理診断科
	武 島 幸 男	広島大学大学院医系科学研究科 病理学研究室
	武 田 麻衣子	奈良県立医科大学附属病院 病理診断科
	谷 野 美智枝	旭川医科大学病院 病理部/病理診断科
	辻 村 亨	JCHO 大阪みなと中央病院 病理センター
	鍋 島 一 樹	福岡徳洲会病院 病理診断センター
	湊 宏	石川県立中央病院 病理診断科

日本石綿・中皮腫学会査読担当者	石 川 雄 一	佐々木研究所
	大 林 千 穂	神鋼記念病院 病理診断センター
日本肺癌学会査読担当者	南 　 優 子	茨城東病院胸部疾患・療育医療センター 病理診断科
	谷田部 　 恭	国立がん研究センター中央病院 病理診断科

7. modified RECIST v1.1 を用いた胸膜中皮腫の治療効果判定の手引き

担 当 責 任 者	加 藤 勝 也	川崎医科大学総合医療センター 放射線科
委 　 　 員	青 江 啓 介	山口宇部医療センター 腫瘍内科
	芦 澤 和 人	長崎大学病院 臨床腫瘍科
	楠 本 昌 彦	国立がん研究センター中央病院 放射線診断科
	藤 本 伸 一	岡山労災病院 呼吸器内科/腫瘍内科
	冨士原将之	兵庫医科大学病院 放射線医療センター
	矢 寺 和 博	産業医科大学病院 呼吸器内科
日本肺癌学会査読担当者	渡 辺 裕 一	国立がん研究センター中央病院 放射線診断科

8. 胸膜中皮腫

担 当 責 任 者	木 島 貴 志	兵庫医科大学病院 呼吸器内科
委 　 　 員	岡田あすか	大阪府済生会吹田病院 呼吸器内科/腫瘍内科
	奥 田 勝 裕	名古屋市立大学病院 呼吸器外科
	上 月 稔 幸	高知大学医学部附属病院 呼吸器・アレルギー内科
	坂 下 博 之	横須賀共済病院 化学療法科/呼吸器内科
	土 井 啓 至	近畿大学病院 放射線治療科
	中 村 晃 史	兵庫医科大学病院 呼吸器外科
	南 　 俊 行	兵庫医科大学病院 呼吸器内科
	横 内 　 浩	北海道がんセンター 呼吸器内科
日本肺癌学会査読担当者	伊 達 洋 至	京都大学医学部附属病院 呼吸器外科

9. その他の中皮腫

担 当 責 任 者	藤 本 伸 一	岡山労災病院 呼吸器内科/腫瘍内科
委 　 　 員	猪 又 崇 志	北海道中央労災病院 内科
	岡 　 輝 明	複十字病院 病理診断部
	菊 地 英 毅	菊地内科・呼吸器科
	清 川 貴 子	東京慈恵会医科大学附属病院 病院病理部
	栗 林 康 造	兵庫医科大学病院 呼吸器内科
	辰 田 仁 美	和歌山労災病院 呼吸器内科
日本肺癌学会査読担当者	伊 達 洋 至	京都大学医学部附属病院 呼吸器外科

10. 石綿ばく露評価

担 当 責 任 者	高 田 礼 子	聖マリアンナ医科大学 予防医学
委 員	河 原 邦 光	神戸大学大学院医学研究科 地域連携病理学
	廣 島 健 三	千葉大学大学院医学研究院 遺伝子生化学
日本肺癌学会 査 読 担 当 者	玄 馬 顕 一	中国中央病院 呼吸器内科

11. 労働者災害補償保険法，石綿健康被害救済法，および関連する制度等

担 当 責 任 者	森 永 謙 二	環境再生保全機構 石綿健康被害救済部
委 員	佐 藤 恭 子	大阪公立大学大学院医学研究科 産業医学
日本肺癌学会 査 読 担 当 者	玄 馬 顕 一	中国中央病院 呼吸器内科

作成協力者 (五十音順)

浦 野 　 誠	藤田医科大学ばんたね病院 病理診断科
下 田 将 之	東京慈恵会医科大学 病理学講座
神 保 直 江	神戸大学医学部附属病院 病理診断科
山 川 久 美	鎚田病院 外科

作成委員会内相互査読担当者 (カッコ内は担当章)

関 戸 好 孝 (1～11章)	長谷川誠紀 (3, 4, 7章)	森 永 謙 二 (8, 9章)
廣 島 健 三 (1, 8, 9, 11章)	辻 村 　 亨 (5章)	木 島 貴 志 (9章)
北 島 一 宏 (2章)	鍋 島 一 樹 (5章)	橋 本 昌 樹 (10章)
児 玉 大 志 (2章)		

後 援

日本臨床細胞学会
日本産科婦人科学会
中皮腫細胞診研究会

目 次

1. TNM 分類 ··· 1

Ⅰ．はじめに ·· 2

Ⅱ．胸膜中皮腫の病期分類（AJCC-TNM 第 9 版） ································· 3

1. TNM 分類 ·· 3
2. 病期分類 ·· 5
3. 胸膜厚 pleural thickness の測定方法 ·· 5

2. 画像診断 ·· 9

Ⅰ．画像診断指針 ·· 10

1. 単純 X 線撮影 ··· 10
2. CT ··· 10
3. MRI ·· 10
4. FDG-PET/CT ··· 10

Ⅱ．記載の実際 ·· 11

1. cT 因子 ·· 11
2. cN 因子 ·· 12

Ⅲ．典型例の画像所見 ·· 14

1. 単純 X 線撮影 ··· 14
2. CT ··· 14
3. MRI ·· 15
4. FDG-PET/CT ··· 15

Ⅳ．非典型例の画像所見 ··· 16

1. 胸水貯留のみの症例 ·· 16
2. 早期例 ··· 16
3. 単発腫瘤例（限局性胸膜中皮腫） ·· 16
4. 縦隔腫瘍類似例 ·· 18
5. 胸壁腫瘍類似例 ·· 18
6. 高度石灰化・骨化例 ·· 18
7. 気胸発症例 ·· 19

Ⅴ．鑑別診断 ·· 20

1. 偽中皮腫性肺癌 ·· 20
2. 石綿関連良性胸膜病変 ··· 20

VI. 胸膜以外の中皮腫の画像 ……………………………………………………………………… 27
1. 腹膜中皮腫 ………………………………………………………………………………………… 27
2. 心膜中皮腫 ………………………………………………………………………………………… 29

3. 組織採取法と胸腔鏡所見 ……………………………………………………… 33
I. 胸腔鏡による観察方法と組織採取法 ……………………………………………………… 34
1. 胸腔鏡の適応 …………………………………………………………………………………… 34
2. 観察方法と組織採取法 ……………………………………………………………………… 34
II. 胸腔鏡所見 ……………………………………………………………………………………… 39
1. 正常胸膜 ………………………………………………………………………………………… 39
2. 胸膜中皮腫 ……………………………………………………………………………………… 39
3. 中皮腫と鑑別を要する疾患 ……………………………………………………………… 43

4. 手術記載 ……………………………………………………………………………… 45
I. 胸膜中皮腫の手術記載法 ……………………………………………………………………… 46
1. 対象と定義 ……………………………………………………………………………………… 46
2. 手 術 …………………………………………………………………………………………… 46
3. 原発巣 …………………………………………………………………………………………… 48
4. リンパ節転移 …………………………………………………………………………………… 49
5. 切除断端および合併切除臓器における癌浸潤の有無の判定 …………………… 49
6. 切除術の根治性（切除後の遺残腫瘍）の評価 …………………………………… 50
7. 胸膜プラーク …………………………………………………………………………………… 50
8. 手術関連死亡 …………………………………………………………………………………… 51
9. 生存解析 ………………………………………………………………………………………… 51
10. 胸膜中皮腫の進行程度 …………………………………………………………………… 51
11. 組織学的分類 ………………………………………………………………………………… 52

5. 細胞診 …………………………………………………………………………………… 53
I. はじめに ……………………………………………………………………………………………… 54
II. 検査方法 ……………………………………………………………………………………………… 55
1. 検体採取 ………………………………………………………………………………………… 55
2. 性状確認・集細胞 …………………………………………………………………………… 55
3. 塗抹標本作製 …………………………………………………………………………………… 55
4. 検体保存 ………………………………………………………………………………………… 55
5. 各種染色 ………………………………………………………………………………………… 56
6. 細胞転写法 ……………………………………………………………………………………… 56
7. セルブロック …………………………………………………………………………………… 56

Ⅲ．成績の報告と細胞判定基準 ··· 58
  1．報告様式 ·· 58
  2．中皮腫細胞診断の判定基準 ·· 58

6．病理診断 ·· 65
  Ⅰ．中皮腫検体の病理診断報告様式 ··· 66
  Ⅱ．組織分類の方針 ·· 67
  Ⅲ．検体の取り扱い・切り出し方法 ··· 69
  Ⅳ．組織分類 ·· 71
  1．胸膜・心膜腫瘍の分類 ·· 71
  2．腹膜腫瘍の分類 ·· 72
  3．傍精巣中皮腫瘍の分類 ·· 73
  Ⅴ．胸膜腫瘍 ·· 74
  1．びまん性中皮腫 ·· 74
  2．限局性中皮腫 ··· 98
  3．前浸潤性中皮腫 ·· 99
  4．高分化乳頭状中皮腫瘍 ··· 100
  5．アデノマトイド腫瘍 ·· 101
  Ⅵ．腹膜腫瘍 ·· 102
  1．中皮腫瘍 ··· 102
  2．中皮腫と鑑別を要する病変 ·· 103

7．modified RECIST v1.1 を用いた胸膜中皮腫の治療効果判定の手引き ···· 111
  Ⅰ．はじめに ·· 112
  Ⅱ．治療効果判定規準 ··· 113
  1．ベースラインにおける腫瘍の測定可能性 ··· 113
  2．腫瘍縮小効果の判定 ··· 115

8．胸膜中皮腫 ·· 123
  Ⅰ．胸膜中皮腫の疫学と病因 ·· 124
  1．疫 学 ·· 124
  2．発症リスク ·· 124
  3．胸膜中皮腫における遺伝子異常 ··· 125
  Ⅱ．胸膜中皮腫の診断 ··· 126
  1．症 状 ·· 126
  2．腫瘍マーカー（血中，胸水） ··· 126
  3．腫瘍の進展 ·· 127

Ⅲ．胸膜中皮腫の治療 ……………………………………………………… 128
　　1．内科治療 ……………………………………………………………… 128
　　2．外科治療 ……………………………………………………………… 130
　　3．放射線治療 …………………………………………………………… 131

9. その他の中皮腫 …………………………………………………………… 135
　Ⅰ．はじめに ………………………………………………………………… 136
　Ⅱ．腹膜中皮腫 ……………………………………………………………… 137
　　1．概要および疫学 ……………………………………………………… 137
　　2．発症要因 ……………………………………………………………… 137
　　3．臨床的特徴と診断 …………………………………………………… 137
　　4．病期分類および臨床病型分類 ……………………………………… 138
　　5．肉眼所見と組織型 …………………………………………………… 139
　　6．治　療 ………………………………………………………………… 139
　Ⅲ．心膜中皮腫 ……………………………………………………………… 140
　　1．概要および疫学 ……………………………………………………… 140
　　2．発症要因 ……………………………………………………………… 140
　　3．臨床的特徴と診断 …………………………………………………… 140
　　4．病期分類および臨床病型分類 ……………………………………… 141
　　5．肉眼所見と組織型 …………………………………………………… 141
　　6．治　療 ………………………………………………………………… 141
　Ⅳ．精巣鞘膜中皮腫 ………………………………………………………… 142
　　1．概要および疫学 ……………………………………………………… 142
　　2．発症要因 ……………………………………………………………… 142
　　3．臨床的特徴と診断 …………………………………………………… 142
　　4．病期分類および臨床病型分類 ……………………………………… 142
　　5．肉眼所見と組織型 …………………………………………………… 143
　　6．治　療 ………………………………………………………………… 143

10. 石綿ばく露評価 …………………………………………………………… 147
　Ⅰ．石綿ばく露の概要 ……………………………………………………… 148
　　1．石　綿 ………………………………………………………………… 148
　　2．石綿ばく露の機会 …………………………………………………… 148
　　3．中皮腫での石綿ばく露 ……………………………………………… 148
　　4．石綿小体 ……………………………………………………………… 149
　　5．含鉄小体 ……………………………………………………………… 150
　　6．組織切片中の石綿小体 ……………………………………………… 150

Ⅱ．石綿ばく露の評価 ··· 151

　1．BALF による評価 ··· 151

　2．肺組織切片による評価 ··· 152

　3．肺組織の評価 ·· 152

11．労働者災害補償保険法，石綿健康被害救済法，および関連する制度等 ····· 155

Ⅰ．はじめに ··· 156

Ⅱ．労災保険法による給付 ·· 157

Ⅲ．石綿救済法による救済給付 ··· 158

Ⅳ．その他の関連制度 ··· 159

　1．建設アスベスト給付金制度 ·· 159

　2．石綿工場の元労働者やその遺族との和解による損害賠償金 ········· 159

索　引 ··· 162

略語一覧

AFIP	Armed Forces Institute of Pathology	
AJCC	American Joint Committee on Cancer	米国がん合同委員会
ALK	anaplastic lymphoma kinase	
AR	anetumab ravtansine	抗体薬物複合体
ASCO	American Society of Clinical Oncology	米国臨床腫瘍学会
ATM	ataxia telangiectasia mutated	
BAL	bronchoalveolar lavage	気管支肺胞洗浄
BALF	bronchoalveolar lavage fluid	気管支肺胞洗浄液
BAP1	BRCA1-associated protein 1	
BRCA2	breast cancer gene 2	
CBDCA	carboplatin	カルボプラチン
CCC	clear cell carcinoma	明細胞癌
CD	cluster of differentiation	分化抗原群
CDDP	cisplatin	シスプラチン
CDK	cyclin dependent kinase	サイクリン依存性キナーゼ
CDKN2A	cyclin dependent kinase inhibitor 2A	
CEA	carcinoembryonic antigen	
CHEK2	checkpoint kinase 2	
CK	cytokeratin	サイトケラチン
CPT-11	irinotecan	イリノテカン
CR	complete response	完全奏効
CRS	cytoreductive surgery	腫瘍減量手術
CT	computed tomography	
CTLA-4	cytotoxic T-lymphocyte associated antigen 4	細胞傷害性 T リンパ球抗原 4
DDX3X	DEAD-box helicase 3 X-linked	
DNA	deoxyribonucleic acid	デオキシリボ核酸
EGFR	epidermal growth factor receptor	上皮成長因子受容体
EMA	epithelial membrane antigen	
EPP	extrapleural pneumonectomy	胸膜肺全摘術
ER	estrogen receptor	エストロゲン受容体
ERG	erythroblast transformation specific related gene	
ESMO	European Society for Medical Oncology	欧州臨床腫瘍学会
FBXW7	F-box and WD repeat domain containing 7	
FDG	fluorodeoxyglucose	
FISH	fluorescence *in situ* hybridization	蛍光*in situ*ハイブリダイゼーション
Fmax	maximum fissure thickness	最大葉間胸膜厚
FOXL2	forkhead box protein L2	
GATA3	GATA binding protein 3	
GCDFP15	gross cystic disease fluid protein 15	

Gd	gadolinium	ガドリニウム
GEM	gemcitabine	ゲムシタビン
HE	hematoxylin and eosin	ヘマトキシリン・エオジン
HEG1	heart development protein with EGF like domains 1	
HGSC	high-grade serous carcinoma	高異型度漿液性癌
HIPEC	hyperthermic intraperitoneal chemotherapy	腹腔内温熱化学療法
HPF	high-power field	高倍視野
HR	hezard ratio	ハザード比
IARC	International Agency for Research on Cancer	国際がん研究機関
IASLC	International Association for the Study of Lung Cancer	
ICC	immunocytochemistry	免疫細胞化学
ICD	International Classification of Diseases for Oncology	国際疾病分類-腫瘍学
IMIG	International Mesothelioma Interest Group	
IMRT	intensity-modulated radiation therapy	強度変調放射線治療
JAMIG	Japan Asbestos Mesothelioma Interest Group	日本石綿・中皮腫学会
JCOG	Japan Clinical Oncology Group	日本臨床腫瘍研究グループ
KRAS	Kirsten rat sarcoma viral oncogene homolog	
LATS2	large tumor suppressor kinase 2	
LGSC	low-grade serous carcinoma	低異型度漿液性癌
MCR	macroscopic complete resection	肉眼的完全切除
MDM2	mouse double minute 2	
MET	mesenchymal-epithelial transition	
MIS	mesothelioma *in situ*	前浸潤性中皮腫
MiST	mesothelioma stratified therapy	
MPR	multi-planar reconstruction	
mRECIST	modified RECIST	
MRI	magnetic resonance imaging	
MTAP	methylthioadenosine phosphorylase	メチルチオアデノシンホスホリラーゼ
mTOR	mechanistic target of rapamycin	
N/C	nuclear-cytoplasmic	核細胞質比
NAB2	NGFI-A binding protein 2	
NCCN	National Comprehensive Cancer Network	
NE	not evaluable	評価不能
NF2	neurofibromatosis type 2	
OPN	osteopontin	オステオポンチン
OS	overall survival	全生存期間
P/D	pleurectomy/decortication	胸膜切除/肺剥皮術
Pap	Papanicolaou	パパニコロウ
PARP	poly ADP-ribose polymerase	ポリ ADP-リボースポリメラーゼ
PAS	periodic acid Schiff	過ヨウ素酸シッフ
PAX8	paired box 8	
PBRM1	polybromo-1	
PCI	peritoneal cancer index	

PD	progressive disease	進行
PD-1	programmed cell death-1	
PD-L1	programmed cell death-ligand 1	
PEM	pemetrexed	ペメトレキセド
PET	positron emission tomography	
PFS	progression-free survival	無増悪生存期間
PgR	progesterone receptor	プロゲステロン受容体
pmax	maximum pleural thickness	最大胸膜厚
PNET	primitive neuroectodermal tumor	未分化神経外胚葉性腫瘍
PP	partial pleurectomy	部分的胸膜切除術
PR	partial response	部分奏効
PS	performance status	
Psum	sum of maximum pleural thickness	総和最大胸膜厚
RECIST	Response Evaluation Criteria in Solid Tumors	
RNA	ribonucleic acid	リボ核酸
RYR2	ryanodine receptor 2	リアノジン受容体2
SD	stable disease	安定
SEER	Surveillance, Epidemiology, and End Results	
SET	Su(var)3-9, Enhancer-of-zeste and Trithorax	
SETD2	SET domain containing 2	
SETDB1	SET domain bifurcated 1	
SF-1	steroidogenic factor 1	
SMA	smooth muscle actin	
SMRP	soluble mesothelin-related peptide	可溶性メソテリン関連ペプチド
STAT6	signal transducer and activator of transcription 6	
SUV	standardized uptake value	
TEAD	transcriptional enhanced associate domain	
TNM	tumor, lymph node, metastasis	
TP53	tumor protein p53	
TRAF7	tumor necrosis factor receptor-associated factor 7	
TTF-1	thyroid transcription factor 1	
UICC	Union for International Cancer Control	国際対がん連合
VATS	video-assisted thoracic surgery	
VEGF	vascular endothelial growth factor	血管内皮細胞増殖因子
VNR	vinorelbine	ビノレルビン
WDPMT	well-differentiated papillary mesothelial tumor	高分化乳頭状中皮腫瘍
WHO	World Health Organization	世界保健機関
WT1	Wilms tumor 1	
YAP/TAZ	Yes associated protein/transcriptional coactivator with PDZ-binding motif	
YAP1-TFE3	Yes associated protein 1-transcription factor E3	

中皮腫瘍
取扱い規約 第2版

1. TNM 分類

Ⅰ．はじめに

初期の病期分類

　悪性胸膜中皮腫病期分類（AJCC/UICC-TNM 第 7 版）は，1994 年の IASLC と IMIG の合同ワークショップの結果，既存のデータベースの分析から作成された IMIG 分類[1]を UICC と AJCC が承認するかたちで作成され，世界で広く使用されるに至った（AJCC/UICC-TNM 第 6 および第 7 版）[2]。

第一期データベース

　しかし，上記の IMIG 分類は比較的規模の小さな外科症例の後方視的解析に基づいていたため，データベースに基づく改定が必要であった。そこで，IASLC と IMIG の協力の下に大規模な国際的データベース（1995～2009 年に集積された 3,101 症例，うち 2,316 例が解析対象）が構築された。その解析の結果，いくつかの改善すべき点が同定された[3]。

第二期データベース

　そこで，IASLC は 1995～2013 年に診断された症例の提出を追加研究者から募り，29 施設から 3,519 例（解析対象は 2,460 例）が登録され，この解析に基づいて，AJCC/UICC-TNM 第 8 版が作成された[4]～[7]。

第三期データベース

　IASLC は 2013～2022 年に診断された患者 7,338 症例を集積し，このうち 3,598 症例が解析対象となって AJCC-TNM 第 9 版が作成された[8]～[13]。

　第 9 版では特に T 因子を中心に大幅な改定が行われた[9]。主な改定項目は以下の通りである。

(1) 葉間胸膜が他の胸膜とは別に扱われる。

(2) cT 因子のみに，以下の大幅な改定がなされた。

　（ア）Pleural thickness（胸膜厚）が初めて採用された。

　（イ）第 8 版で T2 とされていた非貫通性横隔膜浸潤および肺実質浸潤，T3 とされていた endo-thoracic fascia（胸内筋膜）浸潤，非貫通性心膜浸潤はいずれも信頼性に乏しいとして cT 規定因子から除外された。

(3) pT 因子は，葉間胸膜浸潤を T2 とすること以外に変更はなかった。したがって，cT 因子と pT 因子では内容が異なることになった。

(4) N および M 因子について変更はなかった。

(5) 病期分類が変更された。

　胸膜中皮腫の TNM 分類は第 8 版までは UICC と AJCC から同一の内容が同時期に発表されてきたが，2025 年 2 月現在，UICC 第 9 版は未発表である。

Ⅱ．胸膜中皮腫の病期分類（AJCC-TNM 第 9 版）

1．TNM 分類

T—原発腫瘍[9]

分類	臨床的 T 因子（cT）	病理学的 T 因子（pT）
Tx	腫瘍の局在を判定できない	
T0	腫瘍を認めない	
T1	同側胸膜に総和最大胸膜厚が 12 mm 以下（$Psum^{注1)}$≦12 mm）の腫瘍があるが，葉間胸膜には進展がない（$Fmax^{注2)}$≦5 mm）	同側胸膜のみに腫瘍があるが葉間胸膜には進展がない
T2	同側胸膜に総和最大胸膜厚が 12 mm 以下（Psum≦12 mm）の腫瘍があり，以下のいずれかが該当する ・葉間胸膜浸潤（Fmax＞5 mm） ・縦隔脂肪組織浸潤 ・孤立性胸壁軟部組織浸潤 あるいは 同側胸膜に総和最大胸膜厚が 12 mm を超え 30 mm 以下（12 mm＜Psum≦30 mm）の腫瘍がある。以下の項目の有無は問わない ・葉間胸膜浸潤（Fmax＞5 mm） ・縦隔脂肪組織浸潤 ・孤立性胸壁軟部組織浸潤	同側胸膜に腫瘍があり，以下のいずれかへの浸潤がある ・葉間胸膜 ・同側肺実質 ・横隔膜（非貫通性）
T3	同側胸膜に総和最大胸膜厚が 30 mm を超える（Psum＞30 mm）腫瘍がある。以下の項目の有無は問わない ・葉間胸膜浸潤（Fmax＞5 mm） ・縦隔脂肪組織浸潤 ・孤立性胸壁軟部組織浸潤	同側胸膜に腫瘍があり（葉間胸膜浸潤の有無を問わない），以下のいずれかへの浸潤がある ・縦隔脂肪組織 ・心膜（非貫通性） ・胸内筋膜 ・孤立性胸壁軟部組織

T4	以下のいずれかへの浸潤がある（Psum 値は問わない） ・骨性胸郭（肋骨） ・縦隔臓器（心，脊椎，食道，気管，大血管） ・びまん性胸壁 ・横隔膜または心膜を越える腫瘍の直接進展 ・対側胸膜への直接進展 ・悪性心嚢水の存在	以下のいずれかへの浸潤がある ・骨性胸郭（肋骨） ・縦隔臓器（心臓，脊椎，食道，気管，大血管） ・びまん性胸壁 ・横隔膜または心膜の貫通性浸潤 ・対側胸膜への直接進展 ・悪性心嚢水の存在

注 1：Psum（sum of maximum pleural thickness，総和最大胸膜厚）：同側胸郭を上中下に 3 分割し，各領域における水平断上での胸壁または縦隔からの最大胸膜厚（pmax1，pmax2，pmax3）を総和した値。Psum＝pmax1＋pmax2＋pmax3

注 2：Fmax（maximum fissure thickness，最大葉間胸膜厚）：矢状断で測定された葉間胸膜の最大厚値

N—リンパ節[10]

NX	リンパ節の評価が不能
N0	リンパ節転移なし
N1	同側の胸郭内リンパ節（同側肺気管支，肺門，気管分岐下，気管傍，大動脈下，大動脈傍，食道傍，横隔膜周囲，心膜周囲脂肪，肋間または内胸リンパ節）までの転移
N2	対側胸郭内リンパ節，同側または対側鎖骨上窩リンパ節への転移

M—遠隔転移[11]

M0	遠隔転移なし
M1	遠隔転移あり

2. 病期分類[12]

病期分類	N0	N1	N2
T1	I	II	IIIA
T2	II	IIIA	IIIA
T3	IIIA	IIIA	IIIA
T4	IIIB	IIIB	IIIB
M1	IV	IV	IV

3. 胸膜厚 pleural thickness の測定方法

1) 胸膜厚は CT 画像によって測定される Pmax と Fmax からなる。いずれも単位は mm である。
2) 同側胸郭を大動脈弓上縁および左心房上縁またはその尾側の最初のスライスで3分割し，それぞれ upper, middle, lower レベルとする（図1a）。
3) 水平断画像における各レベルの胸壁または縦隔に垂直な最大胸膜厚（pmax1, pmax2, pmax3）を総和した値が Psum である（Psum＝pmax1＋pmax2＋pmax3）（図2）。
4) Fmax（maximum fissure thickness, 最大葉間胸膜厚）は CT 矢状断画像により測定される（図1b, c）。Fmax＞5 mm のときに葉間胸膜浸潤と定義される。Fmax 値が記載されていない場合は「存在する」と記載する。

注：胸膜厚測定に際して，ウインドウレベル（肺野条件，縦隔条件など）は特に指定されていない。

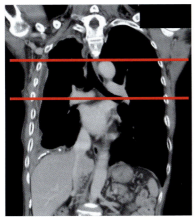
a. 3つのレベル

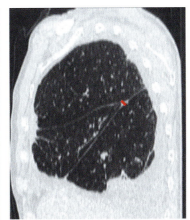
b. 葉間胸膜 Fmax＝2 mm

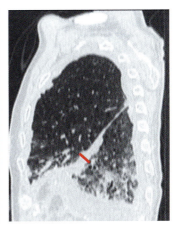
c. 葉間胸膜 Fmax＝10 mm

図1. 胸膜厚の測定

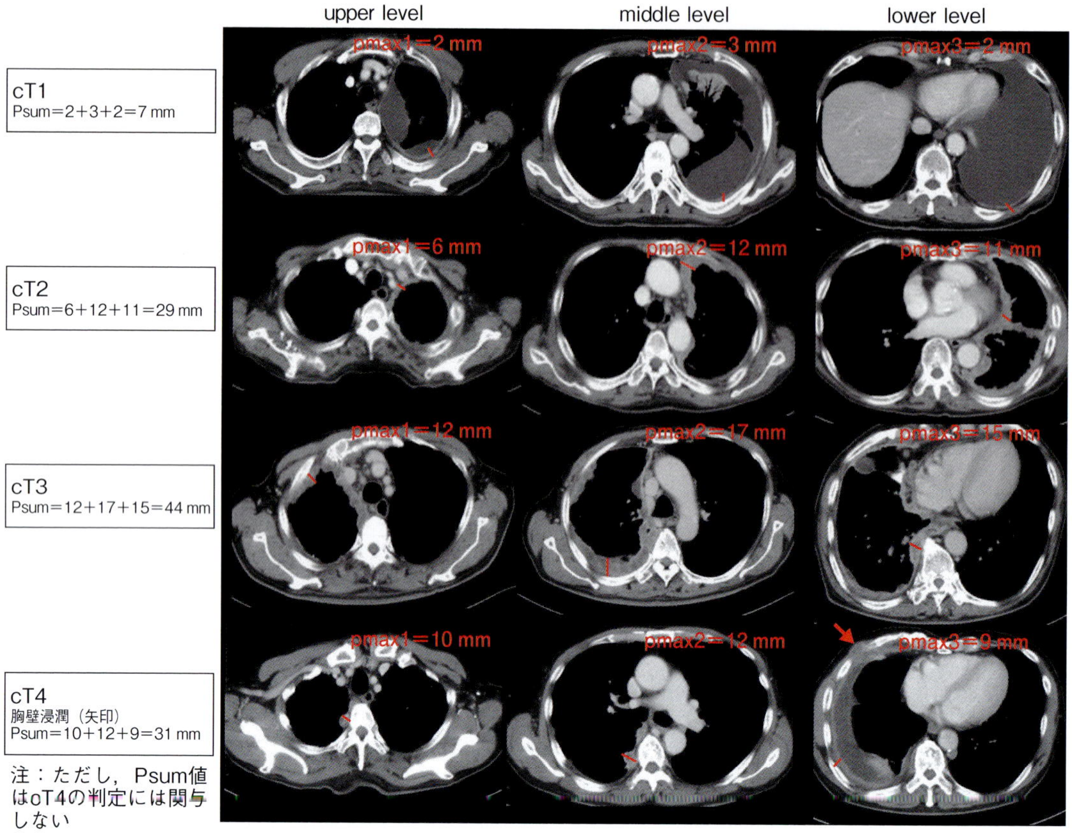

図 2. Psum の算出

参考文献

1) Rusch VW. A proposed new international TNM staging system for malignant pleural mesothelioma：from the International Mesothelioma Interest Group. Chest. 1995；108(4)：1122-8.［PMID：7555126］

2) Rusch VW, Giroux D. Do we need a revised staging system for malignant pleural mesothelioma?：analysis of the IASLC database. Ann Cardiothorac Surg. 2012；1(4)：438-48.［PMID：23977534］

3) Rusch VW, Giroux D, Kennedy C, et al. Initial analysis of the international association for the study of lung cancer mesothelioma database. J Thorac Oncol. 2012；7(11)：1631-9.［PMID：23070243］

4) Pass H, Giroux D, Kennedy C, et al. The IASLC Mesothelioma Staging Project：improving staging of a rare disease through international participation. J Thorac Oncol. 2016；11(12)：2082-8.［PMID：27670823］

5) Nowak AK, Chansky K, Rice DC, et al. The IASLC Mesothelioma Staging Project：proposals for revisions of the T descriptors in the forthcoming eighth edition of the TNM Classification for Pleural Mesothelioma. J Thorac Oncol. 2016；11(12)：2089-99.［PMID：27687963］

6) Rice D, Chansky K, Nowak A, et al. The IASLC Mesothelioma Staging Project：proposals for revisions of the N descriptors in the forthcoming eighth edition of the TNM Classification for Pleural Mesothelioma. J Thorac Oncol. 2016；11(12)：2100-11.［PMID：27687964］

7) Rusch VW, Chansky K, Kindler HL, et al. The IASLC Mesothelioma Staging Project：proposals for the M descriptors and for revision of the TNM stage groupings in the forthcoming(eighth)edition of the TNM Classification for Mesothelioma. J Thorac Oncol. 2016；11(12)：2112-9.［PMID：27687962］

8) Wolf AS, Eisele M, Giroux DJ, et al. The International Association for the Study of Lung Cancer Pleural Mesothelioma Staging Project：Expanded Database to Inform Revisions in the Ninth Edition of the TNM Classification of Pleural Mesothelioma. J Thorac Oncol. 2024；19(8)：1242-52.［PMID：38309456］

9) Gill RR, Nowak AK, Giroux DJ, et al. The International Association for the Study of Lung Cancer Mesothelioma

Staging Project：Proposals for Revisions of the "T" Descriptors in the Forthcoming Ninth Edition of the TNM Classification for Pleural Mesothelioma. J Thorac Oncol. 2024；19(9)：1310-25.［PMID：38521202］

10) Bille A, Ripley RT, Giroux DJ, et al. The International Association for the Study of Lung Cancer Mesothelioma Staging Project：Proposals for the "N" Descriptors in the Forthcoming Ninth Edition of the TNM Classification for Pleural Mesothelioma. J Thorac Oncol. 2024；19(9)：1326-38.［PMID：38734073］

11) Kindler HL, Rosenthal A, Giroux DJ, et al. The IASLC Mesothelioma Staging Project：Proposals for the M Descriptors in the Forthcoming 9th Edition of the TNM Classification for Pleural Mesothelioma. J Thorac Oncol. 2024；19 (11)：1564-77.［PMID：39181447］

12) Nowak AK, Giroux DJ, Eisele M, et al. The International Association for the Study of Lung Cancer Pleural Mesothelioma Staging Project：Proposal for Revision of the TNM Stage Groupings in the Forthcoming (Ninth) Edition of the TNM Classification for Pleural Mesothelioma. J Thorac Oncol. 2024；19(9)：1339-51.［PMID：38734072］

13) Rusch V, Giroux D, Bille A, et al. AJCC Cancer Staging System, Diffuse Pleural Mesothelioma, version 9. American Joint Committee on Cancer/American College of Surgeons, 2024.

中皮腫瘍
取扱い規約 第2版

2．画像診断

Ⅰ．画像診断指針

　画像診断は，胸膜中皮腫病変の存在診断や質的診断だけではなく，治療方針を決定するための病期診断を行ううえでも必須である。

1．単純 X 線撮影

　病変の存在診断のために最初に施行される検査法である[1]。石綿ばく露歴があり，片側性胸水や胸膜腫瘤，びまん性胸膜肥厚がみられたら，胸膜中皮腫を積極的に疑う必要がある。進行例では，肺を取り囲む全周性の胸膜肥厚 pleural rind や患側胸郭の容積減少，リンパ節腫大も認められる。定期的なスクリーニングでは，過去の画像との比較読影が重要である。

2．CT

　CT は，病変の存在診断や質的診断，病期診断のいずれにおいても必須の検査法である。胸水と胸膜肥厚，胸膜腫瘤がよくみられる所見であり，造影 CT を施行することで，胸水と腫瘍の区別は容易である。質的診断では，①肺を取り囲む全周性の胸膜肥厚，②縦隔胸膜肥厚，③厚さが 1 cm を超える胸膜肥厚，④結節状胸膜肥厚が悪性胸膜病変を示唆する所見である[2]。胸壁・縦隔浸潤や横隔膜浸潤の診断に有用であり，特に横隔膜浸潤においては冠状断や矢状断などの MPR 像による評価が必要である。リンパ節腫大（N 因子）や肺内転移（M 因子）の評価を併せて行う。

3．MRI

　MRI は，多方向断面性と濃度分解能に優れており，胸壁・縦隔浸潤や横隔膜浸潤の診断に有用である。しかし，CT の画像再構成による任意の方向での精細な MPR 像が作成可能となり，正確な評価ができるようになったため，MRI 検査は必須の検査法ではない。

4．FDG-PET/CT

　PET/CT は，機能画像である PET と形態画像である CT の融合画像であり，胸膜病変の良悪性の鑑別の補助診断として行うことが考慮される[3]。一方，病期診断，特にリンパ節転移（ただし，職業性ばく露歴のある患者では偽陽性に注意）や，潜在的遠隔転移の診断に優れている。また，治療効果判定や予後予測において有用である。

II. 記載の実際

以下に述べる TNM 分類(「1. TNM 分類」の章,p3 参照)は,CT や FDG-PET/CT,MRI などの画像診断検査法を総合し,cTNM 分類の根拠として記載する。

1. cT 因子（図1〜5）

横隔膜や縦隔への浸潤の評価には可能なかぎり MPR 像を用いた多断面での観察が望ましい。

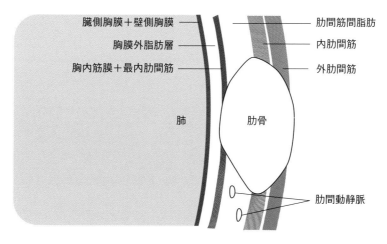

図1. 胸膜,胸壁の模式図

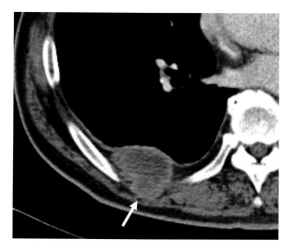

図2. T3 孤立性の胸壁浸潤

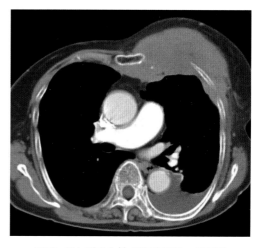

図3. T4 びまん性の胸壁深部への浸潤

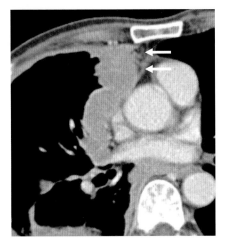 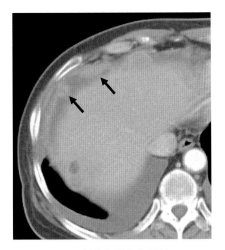

図4. T3 縦隔脂肪組織への浸潤　　図5. T4 経横隔膜的腹膜腔への直接浸潤

2. cN 因子（図6～10）

1）リンパ節転移の評価

CT を用いて行い，縦隔リンパ節については肺癌取扱い規約（第9版）[4]と同様に短径1cm以上を陽性，その他については腫大している場合を陽性とする。しかし，可能なかぎり FDG-PET/CT を併用し集積の程度を考慮することが望ましい。SUV は半定量的な指標であり，カットオフ値を定めることは困難である。リンパ節の大きさと集積の程度を患側と健側で比較するなど，総合的に判断する。

2）リンパ節の命名

肺癌取扱い規約（第9版）[4]に従う。肺癌取扱い規約で記述のない，内胸，肋間，心膜，横隔膜などのリンパ節は，胸腔内非領域リンパ節 intrathoracic nonregional lymphnodes として，他の胸腔内リンパ節と同様に取り扱う。

3）横隔膜リンパ節

横隔膜の胸腔側にあり，前，外側，後の3群に分けられる。
　前　群：剣状突起基部の背側に位置する群と，左右第7肋骨，軟骨移行部近傍に位置する群とがある
　外側群：横隔神経の横隔膜到達部近傍にある
　後　群：横隔膜脚背側に位置する

4）内胸リンパ節

左右の内胸動静脈に沿って位置する。

5）肋間リンパ節
背部肋骨の頭部，頸部近くに位置する。

〈胸腔内非領域リンパ節
intrathoracic nonregional lymphnodes〉

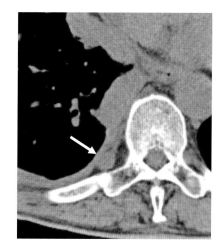

図6．肋間リンパ節

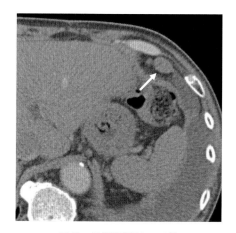

図7．前横隔膜リンパ節

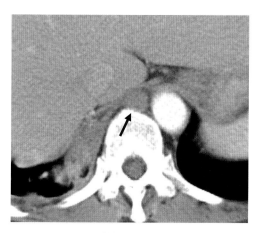

図8．後横隔膜リンパ節

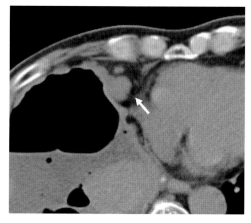

図9．心膜脂肪内リンパ節

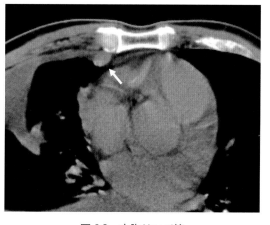

図10．内胸リンパ節

Ⅲ. 典型例の画像所見

1. 単純 X 線撮影（図 11a, 12a）

　胸膜中皮腫は，単純 X 線では正常や少量の胸水貯留を認める場合から，大量胸水貯留や多発胸膜腫瘤を認める場合など様々である。片側性の胸水貯留はよくみられる所見であり，びまん性の胸膜肥厚や葉間に入り込む病変などもみられる。病変の進行により，肺の容積減少が生じ，横隔膜挙上や病変側への縦隔偏位がみられる。

2. CT（図 11b, 12b～d）

　胸膜中皮腫の典型的な CT 所見は，片側性の胸水貯留，結節状・腫瘤状・びまん性の胸膜肥厚などである。全周性の胸膜肥厚，結節状胸膜肥厚，1 cm 以上の胸膜肥厚，縦隔側を含めた胸膜肥厚などは悪性胸膜病変の可能性が高い所見である[2]。

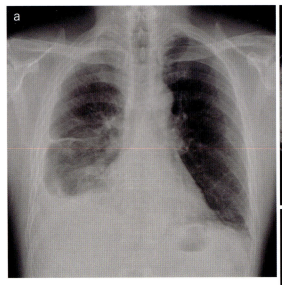
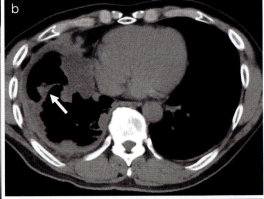
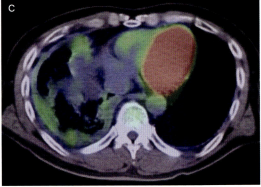

図 11．典型例（1）
a．単純 X 線：右胸水貯留と両肺に網状影を認める。
b．単純 CT：右胸水貯留を認める。右胸膜には縦隔胸膜を含めて不整肥厚を認める。病変は葉間胸膜にも進展している（矢印）。右胸郭は対側より縮小している。
c．FDG-PET/CT 融合画像：胸膜不整肥厚部位に一致するように集積が認められる。

3. MRI

胸水貯留は，MRI T2強調像で高信号を呈する。胸膜肥厚はT2強調像で筋肉と比較して中等度の高信号，T1強調像で等〜軽度高信号である。拡散制限があり，Gdによる造影T1強調像ではよく造影され高信号を呈し，病変の範囲が認識しやすい利点がある。

4. FDG-PET/CT（図11c）

胸膜中皮腫では病変部位にFDGの集積が認められる。しかし，胸膜炎などの炎症性胸膜肥厚にも集積するため診断には注意が必要である。

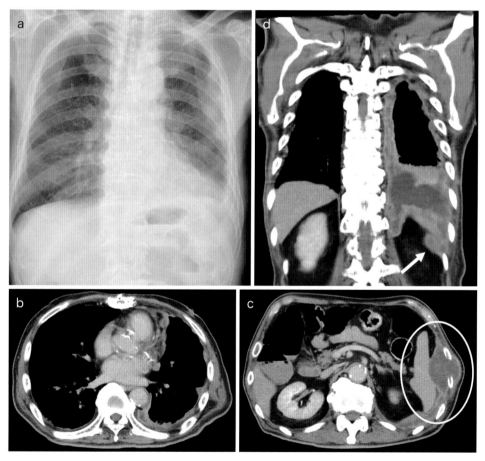

図12. 典型例（2）
 a. 単純X線：左胸水貯留を認める。胸郭は軽度縮小している。
 b, c. 造影CT：左胸膜は縦隔胸膜を含めて不整肥厚を認める（b）。左胸膜病変は胸壁浸潤（丸囲み）を認める（c）。
 d. 造影CT冠状断像：ほぼ全周性に胸膜不整肥厚がみられ，一部横隔膜下への浸潤を認める（矢印）。

Ⅳ．非典型例の画像所見

1．胸水貯留のみの症例

　片側性の胸水貯留がみられるのみで，画像では胸膜肥厚や結節，腫瘤が指摘できない場合がある（図13）。中皮腫の腫瘍病変が画像で指摘できないくらい小さい場合がこれに相当する。したがって，原因不明の片側性胸水貯留が継続し，石綿ばく露歴などと合わせて胸膜中皮腫の疑いがあるときは，画像で腫瘍が指摘できなくとも胸腔鏡生検などを考慮する必要がある。

2．早期例

　早期の胸膜中皮腫は，胸部CTでは胸水のみで胸膜の肥厚や腫瘤を認めないことが多いが，薄層CTでは，縦隔側を含めた壁側胸膜面のわずかな不整肥厚（図14）や葉間胸膜面の微小結節（図15）として描出されることがある。

3．単発腫瘤例（限局性胸膜中皮腫）

　限局性胸膜中皮腫は，CTで胸膜に連続した孤立性の境界明瞭な結節あるいは腫瘤としてみられる（図16）。胸膜原発の孤在性線維性腫瘍との鑑別が困難であるが，FDG-PETで限局性胸膜中皮

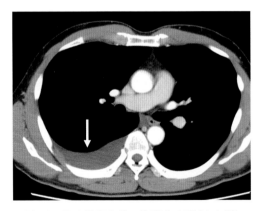

図13．胸水貯留主体の胸膜中皮腫（上皮様）
造影CT：右胸水貯留がみられるが（矢印），造影CTでも全断面で腫瘤の指摘は困難であった。胸腔鏡では胸膜肥厚は確認できなかったが，3mm以下の白色の小結節が胸膜上に散在しており，生検で胸膜中皮腫と診断された。

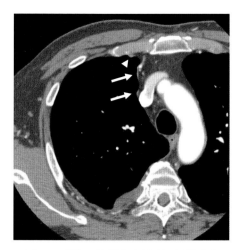
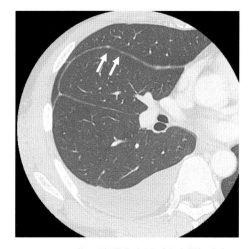

図14. 早期の胸膜中皮腫（上皮様）(1)
造影CT：右縦隔側の胸膜にごくわずかな限局性の肥厚がみられ（矢印），前胸壁側にもわずかな胸膜肥厚がみられる（矢頭）。少量の胸水貯留もみられる。

図15. 早期の胸膜中皮腫（上皮様）(2)
薄層CT：右胸水が貯留し，右上中葉間の葉間胸膜上に小さな結節像がみられ（矢印），葉間胸膜の不整肥厚もみられる。1～3 mm程度の白色の小結節が胸膜上に散在しており，生検で胸膜中皮腫と診断された。

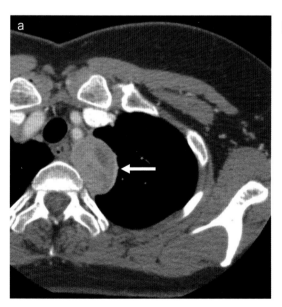
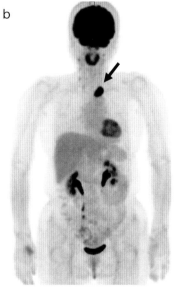

図16. 限局性胸膜中皮腫（上皮様）
a. 造影CT：左肺尖部縦隔側のみに境界明瞭で辺縁平滑な腫瘤がみられる（矢印）。
b. FDG-PET：同部位のみに高度な異常集積がみられる（矢印）。開胸時の所見でも他部位に腫瘍はみられず，免疫組織学的に限局性胸膜中皮腫と診断した。

腫は通常高度な異常集積を示すが，孤在性線維性腫瘍の場合は集積が乏しいことが鑑別点となる[5]。

4. 縦隔腫瘍類似例

ときに腫瘍の縦隔進展が主体で胸壁側に進展がみられない症例がある。このような場合は，画像上は縦隔腫瘍との鑑別が困難で，前縦隔に腫瘍が形成された場合は胸腺腫，悪性リンパ腫や悪性胚細胞腫瘍，中縦隔や後縦隔に腫瘤が形成された場合は，悪性リンパ腫との鑑別が必要となる（図17）。

5. 胸壁腫瘍類似例

稀であるが肋骨より外側の胸壁内にも腫瘤を形成し，あたかも原発性胸壁腫瘍のような進展を示すものがある。画像での胸膜中皮腫としての診断は困難で，悪性リンパ腫を含む各種肉腫，デスモイド（類腱腫）などとの鑑別が必要となる（図18）。

6. 高度石灰化・骨化例

胸膜中皮腫が骨肉腫や軟骨肉腫への分化を示すものがあり，CTでは，腫瘍内の石灰化がびまん性ないし散在性にみられる（図19）[6]。しばしば胸膜中皮腫に伴ってみられる石灰化胸膜プラークでは，胸膜プラーク上に胸膜に沿った線状の石灰化がみられるが，骨肉腫や軟骨肉腫への分化を示す胸膜中皮腫の場合は，石灰化がより大きく不規則であることが鑑別点となる。

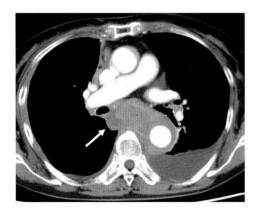

図17. 縦隔主体に進展する胸膜中皮腫（上皮様）
造影CT：縦隔に腫瘤を形成し，大動脈を取り囲むように腫瘍が進展しているが（矢印），胸壁側の胸膜に肥厚像はみられず，両側に胸水貯留がみられるのみである。

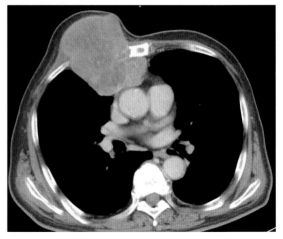

図18. 胸壁に進展する胸膜中皮腫（上皮様）
造影CT：前縦隔から腹側の胸壁に進展する腫瘤が認められる。手術所見および免疫組織学的検討から限局性胸膜中皮腫と診断された。

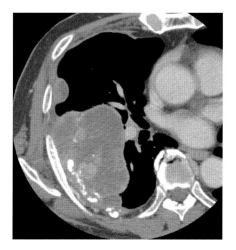

図19. 骨と軟骨への分化を伴った胸膜中皮腫
造影CT：右胸膜に大小様々な腫瘤がみられ，腫瘍の内部に粗大な石灰化が散在性にみられる。

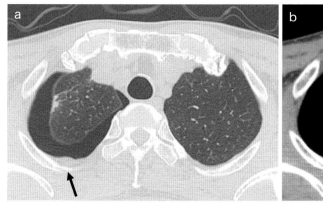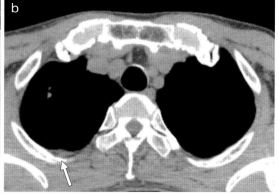

図20. 気胸発症例（上皮様）
a．薄層CT，b．単純CT：右気胸が認められる。気胸の既往があり手術が施行されたが，胸膜プラーク以外に壁側胸膜に顆粒状で縞状の病変があり（矢印部に一致），病理学的に胸膜中皮腫と診断された。

7. 気胸発症例

稀に気胸を契機に発見される症例がある（図20）。気腫性嚢胞は伴わず，気胸を繰り返すことが特徴とされる。気胸の原因としては，臓側胸膜での腫瘍細胞の壊死や腫瘍による末梢気管支の閉塞に伴い過膨張によりブラbullaが形成されることなどが考えられる。

V．鑑別診断

1．偽中皮腫性肺癌 pseudomesotheliomatous carcinoma of the lung

　胸膜播種を伴う肺腺癌の中に，原発巣が小さく画像上原発巣が同定できないものや，厚い腫瘍性胸膜肥厚のために原発巣が画像あるいは肉眼病理所見で同定できない例が存在する．中皮腫様の浸潤，進展を示す肺癌で，いわゆる"偽中皮腫性肺癌"と称されるが，画像による中皮腫との鑑別は難しく，その診断には適切な病理組織診断を必要とする（図21）．

2．石綿関連良性胸膜病変

1）胸膜プラーク

　石綿関連の胸膜プラークは，壁側胸膜の斑状肥厚であり，胸膜肥厚の進行は極めて緩徐である．好発部位は側胸壁，横隔膜近傍，前胸壁下などであり，肋骨横隔膜近傍には生じにくい．単純X線では，側胸壁の胸膜肥厚ないし胸膜外腫瘤陰影，横隔膜の斑状肥厚などとしてみられる（図22，23）．プラークを正面から見ると柊の葉状にみえることから holly leaf appearance とよばれる（図23）．また横隔膜上のプラークは，横隔膜の輪郭の不整や限局性の膨隆，横隔膜に沿う線状の石灰化などとして同定できる．プラークのみでは肋骨横隔膜角の鈍化はみられない（図22，23）．CTでは，胸壁内面から肺側に膨隆する斑状ないし台形の斑状胸膜肥厚で，しばしば石灰化を伴うが（図24），石灰化は胸膜肥厚の胸壁側から起こる．造影CTでは造影効果を示さない．画像での鑑別診

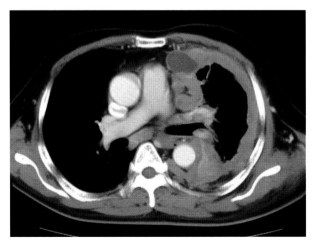

図21．偽中皮腫性肺癌
造影CT：縦隔側胸膜肥厚を伴う一側胸郭の全周性の胸膜肥厚 pleural rind を示す．病理組織像は肺腺癌であった．

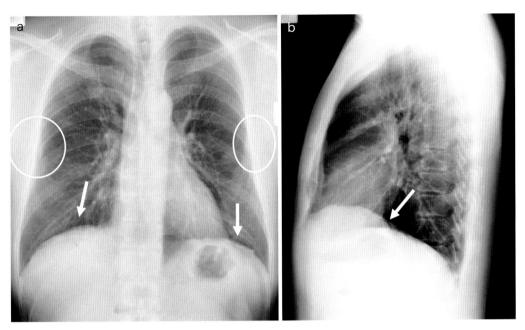

図22. 胸膜プラーク（1）
a. 単純X線正面像：側胸部で胸膜肥厚と思われる所見を認める（丸囲み）が，肋骨横隔膜角の鈍化はない。横隔膜の輪郭に凹凸不整がみられる（矢印）。
b. 単純X線側面像：横隔膜に沿って線状の石灰化を認める（矢印）。

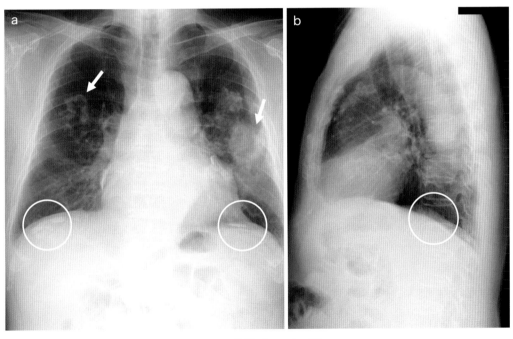

図23. 胸膜プラーク（2）
a. 単純X線正面像：石灰化胸膜プラークは斑状の石灰化像としてみられ，holly leaf appearance とよばれる（矢印）。横隔膜面にも線状の石灰化を認める（丸囲み）。
b. 単純X線側面像：横隔膜面の線状石灰化がみられる（丸囲み）。

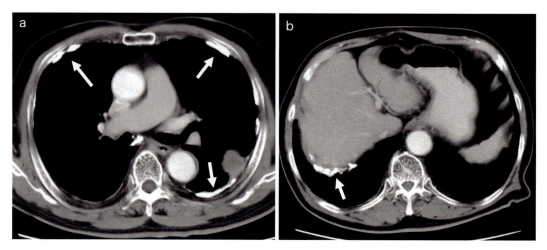

図 24. 胸膜プラーク（3）

a, b. 造影CT：石灰化を伴う斑状の胸膜肥厚を認め，典型的な台形の形態を示し胸腔内面に突出する（矢印）。右背側は，石灰化を伴わない非石灰化胸膜肥厚である。

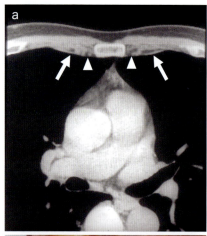

図 25. 胸横筋

a. 造影CT：胸骨のすぐ外側で，内胸動静脈（矢頭）を覆うように存在する胸横筋（矢印）が胸膜プラークに類似する。

b, c. 解剖写真とシェーマ：前胸壁を内側から観察。胸横筋は，胸骨体や剣状突起から肋軟骨内面に放射状に走行する。

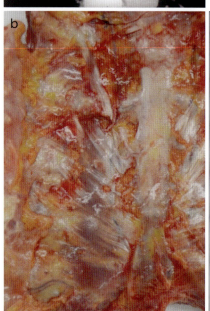

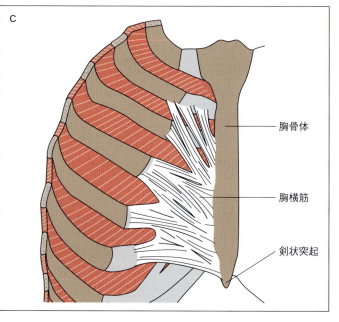

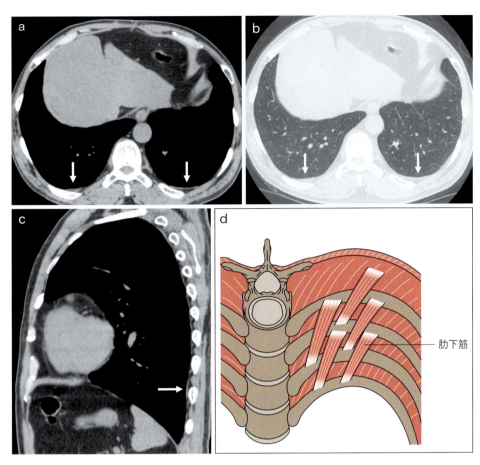

図 26. 肋下筋
a. 単純 CT（縦隔条件）：第 10 肋骨レベルで，左右の肋骨直上部に胸膜プラーク様の肋下筋がみられる（矢印）。
b. 単純 CT（肺野条件）：同部位の肺に異常はみられず，胸膜プラーク様陰影が肺の異常によるものではないと考えられる。
c. 単純 CT 矢状断像：肋骨直上部からその頭側部の肋間部に広がる索状の構造は肋下筋である（矢印）。
d. シェーマ：肋下筋は，主に第 9〜11 肋骨の背側内側より肋骨内面に上下 3 本程度までの肋骨を結ぶかたちで存在し，その多くは左右対称で，プラークに類似する。頻度は低いが一側性もあり得る。

断上問題になるのは，単純 X 線においては，胸壁筋，胸膜外脂肪，胸壁軟部組織腫瘍，胸膜中皮腫，びまん性胸膜肥厚，良性石綿胸水などの胸水貯留などである。CT においては，びまん性胸膜肥厚，良性石綿胸水，結核性胸膜炎の後遺症，胸横筋（図 25）や肋下筋（図 26）などの胸壁筋の一部，肋間動静脈（図 27）である。

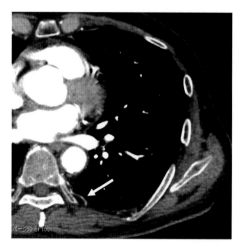

図 27. 肋間動静脈
造影 CT：傍椎体領域で，蛇行する肋間動静脈がみられる(矢印)。また肋骨溝では，肋間動静脈は点状に造影された結節として認められる。

2）良性石綿胸水

　良性石綿胸水は，画像所見では通常の胸水と異なるところはなく，その他の胸水を生じる原因の除外が必要になる。良性石綿胸水との鑑別を要する疾患は，結核性胸膜炎をはじめとするその他の原因による胸膜炎，心不全など多岐にわたるが，石綿関連疾患では胸水を初発症状とする，あるいは臨床的に胸水のみを示す胸膜中皮腫である。石綿ばく露者の胸水貯留例では，胸膜中皮腫の除外のためには胸水初発後 1〜3 年の経過観察期間が必要である（図 28）[7]。

3）石綿関連びまん性胸膜肥厚

　石綿関連びまん性胸膜肥厚は，繰り返す良性石綿胸水の器質化などにより胸膜肥厚を生じるものであり，臓側胸膜の線維性肥厚を示す（図 28）。びまん性胸膜肥厚の画像上の定義は，単純 X 線での頭尾方向の広がりでは，一側では胸郭の 1/2 以上，両側では 1/4 以上，CT などの横断面では，一側胸郭の 1/4 周（縦隔側を除けば 1/2 周）以上の連続する胸膜肥厚とされる。単純 X 線では，胸膜プラークと異なり肋骨横隔膜角の鈍化を伴う。造影 CT では胸膜肥厚は造影効果を有し，種々の程度の被包化，器質化胸水を伴う。肺実質には円形無気肺や癒着による線状や索状の陰影 transpulmonary band（crow's feet sign）などがみられる（図 29）。

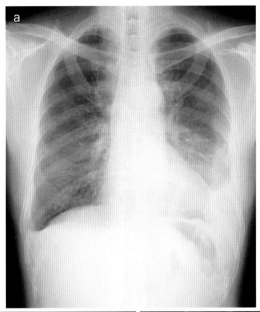
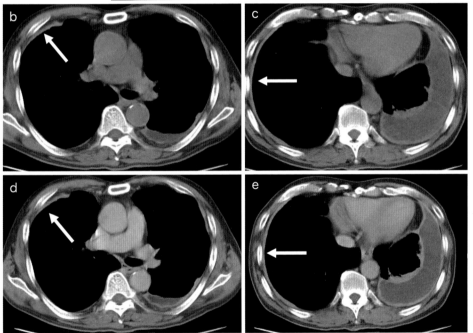

図 28. 良性石綿胸水, 石綿関連びまん性胸膜肥厚

a. 単純 X 線正面像:左胸水貯留を認める。右肋骨横隔膜角も鈍化し側胸壁に, 胸水または胸膜肥厚と思われる所見を認める。

b, c. 単純 CT:右側では, びまん性胸膜肥厚(矢印)を一様に認めるが, 縦隔側には胸膜肥厚を認めない。胸水の所見はない。左被包化胸水と壁側胸膜の肥厚を認める。胸水内部には, 胸水の器質化と思われるやや高吸収の構造が混在し, 複雑な内部構造を示す。6 カ月以上画像に変化はないが, 胸郭の縮小はなく, びまん性胸膜肥厚とは判断できない。

d, e. 造影 CT:胸膜は薄い(1 cm 以下の)一様な胸膜肥厚で造影効果を示すが(矢印), 縦隔側胸膜に肥厚はない。

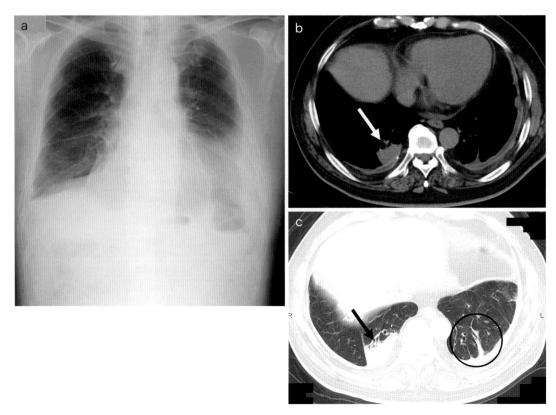

図 29. 石綿関連びまん性胸膜肥厚，円形無気肺
a. 単純 X 線写真：両側肋骨横隔膜角の鈍化，上下 1/2 以上に及ぶ胸膜肥厚を認める。
b, c. 単純 CT：両側胸膜肥厚を認め，わずかな胸水貯留を認めるが，6 カ月以上変化を認めない。右肺下葉に円形無気肺（矢印），左肺下葉に crow's feet sign（丸囲み）を認める。

Ⅵ． 胸膜以外の中皮腫の画像

1．腹膜中皮腫

　中皮腫は石綿ばく露と因果関係があるというのは周知の事実であるが，腹膜中皮腫は胸膜に比しさらに高濃度ばく露で発症するという報告も多く，本来的には明らかな職業性石綿ばく露歴を有することが多いと考えられる。しかし，実際には明らかな職業性石綿ばく露歴のない若年女性に発症する腹膜中皮腫もあるなど，まだその実態が明らかになっていない。

　腹膜中皮腫の診断において，CT が最も基本となる画像検査であるが，MRI は組織間コントラストが高く，CT で病変範囲の診断に疑問が残る例では，MRI，特に造影 MRI の施行を検討する。また FDG-PET/CT は，悪性腫瘍の病期診断の検査として施行が推奨される。

　腹膜中皮腫では，腹水，腹膜の肥厚，腹膜播種性病変が主たる CT 所見である。80％程度の症例で，少～中等量の腹水を認める。腫瘍自体は造影効果を有する軟部病変として描出されるが，CT の画像パターンとしては，びまん性腹膜肥厚主体のパターンと腫瘤形成主体のパターンの2つに大別される。

　腹膜中皮腫の鑑別診断では，腹膜癌，腹部骨盤原発の悪性腫瘍，特に卵巣癌の腹膜播種，結核性腹膜炎，腹膜透析施行例では硬化性腹膜炎などが，主な対象になる。

1）びまん性腹膜肥厚主体のパターン

　初期には腹水と軽度の腹膜肥厚を認め，病変は腹膜沿いにシート状に進展する（図30）。病期が進行すると腹膜肥厚の範囲が拡大し，腹膜の厚みが増し凹凸不整を伴うようになる（図31）。腸間膜部では腸間膜の血管周囲に沿って病変が進展する。さらに腫瘍浸潤による腸間膜硬化も合わさり，腸間膜に星芒状の所見を認めるようになり（図32），進行とともに肥厚していく。また，消化管の漿膜沿いに病変が進展し，びまん性消化管壁肥厚様の所見を呈することもある（図33）。

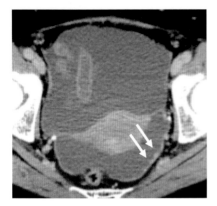

図30. 腹膜中皮腫（1）
造影CT：腹水と腹膜の軽度不整肥厚を認め，一部結節状所見を呈している（矢印）。(出典：環境省中皮腫登録事業)

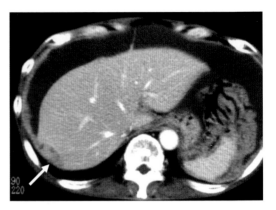

図31. 腹膜中皮腫（2）
造影CT：比較的多量の腹水貯留を認め，肝周囲右外側部，脾周囲左背側部では腹膜の不整肥厚を認める。肝に接する部位で不整肥厚が最も目立っている（矢印）。

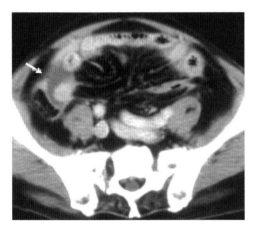

図32. 腹膜中皮腫（3）
造影CT：腸間膜に索状～帯状の構造を放射状に認めた星芒状の所見である。右側に少量の腹水を伴っている。

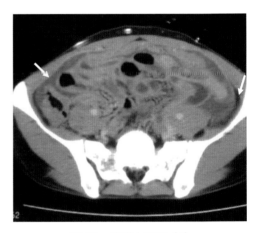

図33. 腹膜中皮腫（4）
造影CT：消化管の漿膜に沿った腫瘍進展により，消化管壁の肥厚様所見を呈している。腹水も認められる。

2）腫瘤形成主体のパターン

初期には大網，腸間膜を主体に播種性の微細な粒状構造を多発性に認め（図34），病期の進行とともに癒合し腫瘤を形成する（図35）。大網の病変が進行して腫瘤を形成すると，"omental cake"といわれる所見を呈する（図36）が，これは消化器癌や卵巣癌の大網転移でもよく認められる所見であり，画像のみでの鑑別は困難である。腹膜中皮腫と診断するには免疫組織化学を含めた組織学的検討が必須である。

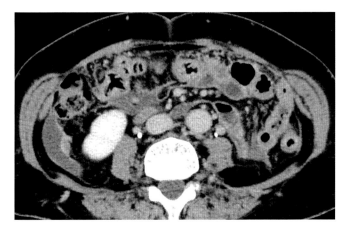

図 34. 腹膜中皮腫（5）
造影CT：腹水とともに大網に微小結節を多数認める。腹膜の肥厚もわずかに認められる。（出典：環境省中皮腫登録事業）

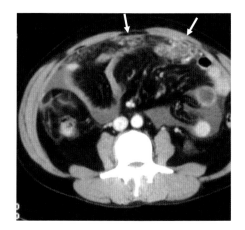

図 35. 腹膜中皮腫（6）
造影CT：大網の小結節が集簇し，一部腫瘤状の形態を呈しつつある（矢印）。少量の腹水を認め，腸間膜に軽度星芒状の所見も認められる。

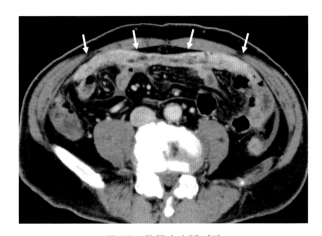

図 36. 腹膜中皮腫（7）
造影CT：少量の腹水を伴い，大網の播種性病変が一塊となって腫瘤を形成している（矢印）。いわゆる"omental cake"の所見である。（出典：環境省中皮腫登録事業）

2. 心膜中皮腫

　胸膜中皮腫よりも石綿ばく露との関連性は少なく，このため胸膜プラークの発生頻度も胸膜中皮腫に比し低い。心囊水は3/4程度で認められる。

　主なCT所見は心膜不整肥厚であり，ときに腫瘤形成を認める。ただし，良性の心膜炎でも認められる程度の軽度の心膜肥厚しか認めない症例がある。さらに一部の症例では所見が心囊水のみの場合もあり，したがって原因不明の心囊液貯留の症例では，CT像で悪性を示唆する所見がない場合でも心膜中皮腫の存在に留意し，心囊穿刺細胞診や必要に応じて心膜生検も検討すべきである。

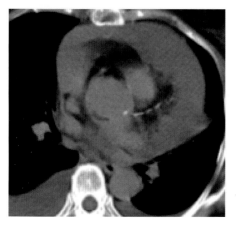

図37. 心膜中皮腫（心膜炎型）
単純CT：心囊水貯留所見が主体で，心膜肥厚や不整をほとんど認めない。

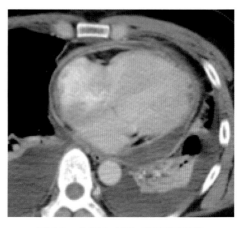

図38. 心膜中皮腫（軽度肥厚型）
造影CT：心膜肥厚は認めるが，その程度は軽度で，不整所見に乏しい。

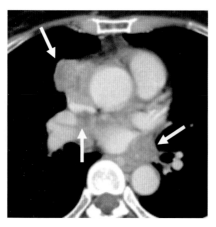

図39. 心膜中皮腫（高度不整型）
造影CT：心膜肥厚が高度で，結節状〜腫瘤状の所見を伴っている（矢印）。(出典：環境省中皮腫登録事業)

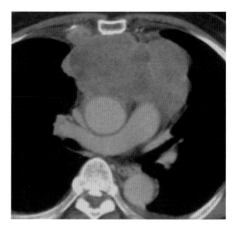

図40. 心膜中皮腫（腫瘤形成型）
造影CT：心膜肥厚よりも腫瘤形成が主体である。

心膜中皮腫の画像は大きく以下の4つのパターンがあるが，稀に前縦隔腫瘍の形態を呈する場合もある。

①心膜炎型（図37）：心膜肥厚をほとんど認めず心囊水貯留のみで，炎症性心膜炎と画像上まったく区別できない。

②軽度肥厚型（図38）：心膜肥厚を認めるが肥厚の程度が軽く，悪性とするだけの心膜不整所見に乏しく，炎症性心膜肥厚と区別できない。

③高度不整型（図39）：心膜肥厚が高度で，悪性を示唆する結節状〜腫瘤状の所見を伴っている。

④腫瘤形成型（図40）：心膜肥厚よりも腫瘤形成が主体である。

引用文献

1) Nickell LT Jr, Lichtenberger JP 3rd, Khorashadi L, et al. Multimodality imaging for characterization, classification, and staging of malignant pleural mesothelioma. Radiographics. 2014；34(6)：1692-706.［PMID：25310424］

2) Leung AN, Müller NL, Miller RR. CT in differential diagnosis of diffuse pleural disease. AJR Am J Roentgenol. 1990；154(3)：487-92.［PMID：2106209］

3) Porcel JM, Hernández P, Martínez-Alonso M, et al. Accuracy of fluorodeoxyglucose-PET imaging for differentiating benign from malignant pleural effusions：a meta-analysis. Chest. 2015；147(2)：502-12.［PMID：25188411］

4) 日本肺癌学会編. 臨床・病理 肺癌取扱い規約, 第9版. 金原出版, 2025.

5) Dimarakis I, Rehman S, Machaal A, et al. PET-CT in the diagnosis of localized malignant pleural mesothelioma. Clin Imaging. 2011；35(6)：476-7.［PMID：22040794］

6) Chave G, Chalabreysse L, Picaud G, et al. Malignant pleural mesothelioma with osteoblastic heterologous elements：CT and MR imaging findings. AJR Am J Roentgenol. 2002；178(4)：949-51.［PMID：11906880］

7) Hillerdal G, Ozesmi M. Benign asbestos pleural effusion：73 exudates in 60 patients. Eur J Respir Dis. 1987；71(2)：113-21.［PMID：3622660］

**中皮腫瘍
取扱い規約** 第**2**版

3. 組織採取法と胸腔鏡所見

I．胸腔鏡による観察方法と組織採取法

1．胸腔鏡の適応

　胸水貯留や胸膜肥厚，胸膜結節を認め，胸膜腫瘍の存在が疑われる場合や，胸水細胞診で中皮腫を否定できない場合などでは胸腔鏡検査を考慮する。石綿ばく露歴や胸膜プラークを認める症例は，貯留した胸水が減少しても安易に従来の間隔での経過観察とはせず，短期間に胸部 CT などの画像検査を再度行い，早い時期に胸腔鏡による観察を検討する。

2．観察方法と組織採取法

　中皮腫を確実に診断するには十分な大きさの生検組織が必要で，診断率は採取組織径が 10 mm 以上では 75％であるが，10 mm 未満では 8％と報告されている[1]。また胸膜表層だけではなく，深部の脂肪組織に及ぶまで検体採取（いわゆる全層生検）を行うことが肝要である。

　全身麻酔下での胸腔鏡下（VATS）胸膜生検は，胸腔内全体を十分に観察することが可能で，確実な組織採取ができることより，胸膜中皮腫の診断における最も信頼性の高い組織採取法である。胸膜中皮腫は組織浸潤性が極めて強いという特徴をもつため，生検時の創部を通して皮下に播種を起こすことが少なくない。このため，生検を行う際は原則として単一の創部（1 ポート）で行う。根治術を受ける可能性がある場合は，できるだけ根治術の皮膚切開線上に生検ポート孔を作成する。1 ポートのみで行うことが困難な場合には 2nd ポートを追加することを検討するが，可能なかぎり同じ肋間を選択する（図 1）。

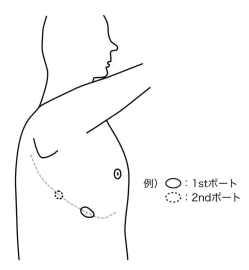

図 1．胸腔鏡下（VATS）胸膜生検術のポート作成部位

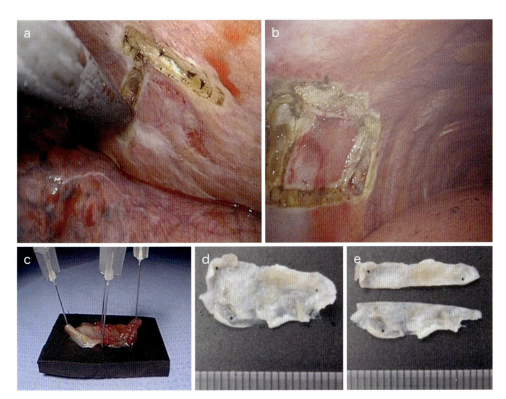

図2. 胸腔鏡下（VATS）胸膜生検時における全層生検（1）とその組織固定法
a, b. 腹腔鏡：フック型の電気メスなどを用いて壁側胸膜を1 cm四方以上の大きさで全層生検を行う。
c. 採取した壁側胸膜：ゴム板などに伸展するように固定する。
d, e. 固定後の標本：壁側胸膜が伸展した状態で固定されている。

　VATS胸膜生検における組織採取方法で最も信頼性の高いものは全層生検である。まず1stポートの肋間の胸膜を直視下に短冊状に全層切除し1つ目の検体とする。この部位に異型細胞が存在するか否かは不明なので，少なくとももう1カ所以上の壁側胸膜を1 cm四方以上の大きさで，深部の脂肪組織を含んで短冊状に採取する（図2a, b, 3）。Mesothelioma in situ を含む早期の中皮腫の診断においては異型中皮細胞の間質への浸潤の有無が重要であるため壁側胸膜の全層生検が必須である。また線維形成性中皮腫や炎症性疾患が併存している場合においてはサンプリングエラーとなる可能性も考慮し，複数箇所で採取すべきである。繰り返す気胸を契機に発見される中皮腫も少なくなく，その場合は臓側胸膜病変を有することが多いため，臓側胸膜も採取すると診断に役立つ。壁側胸膜の全層生検を行った際は，採取した組織をゴム板などに伸展して固定を行うことで良質な標本作製が可能で，胸膜肥厚が軽度な症例ほど行うべきである（図2c-e）。なお，胸膜中皮腫を疑う症例においてはしばしば胸膜プラークを認めるが，胸膜プラークは基本的に石灰化病変であり，異型細胞の存在は稀である。このため中皮腫の診断においては胸膜プラークのみの採取では診断的価値が低く，正確な組織学的診断は困難であるため避けるべきである。
　肉眼的にはっきりとした胸膜腫瘍がある場合は（後述の図8c, 9bなど参照），鉗子口の大きな生検鉗子を使用して腫瘍そのものを採取することにより診断が可能になることもある。しかしなが

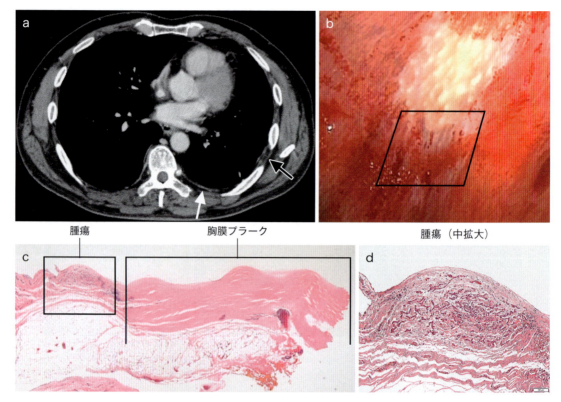

図3. 胸腔鏡下（VATS）胸膜生検時における全層生検（2）

a. 造影CT：胸水（胸水中ヒアルロン酸濃度，172,000 ng/mL）が消失した1年後，胸膜肥厚（黒矢印）と胸膜プラーク（白矢印）を認めた。
b. 胸腔鏡：胸膜プラークとその周囲に，乳白色調に混濁した不整な胸膜を認めた。プラークを掴み，胸膜を短冊状に全層性に脂肪組織を含むように生検した。プラークを掴むと把持しやすく，腫瘍部分の挫滅をきたしにくい。
c. プラークを含む壁側胸膜が脂肪層を含んで全層生検されている。この検体ではプラークに接して上皮様中皮腫を認めた。
d. 腫瘍部分の中拡大像。

ら，組織を引きちぎる採取法は周囲組織とのオリエンテーションがわかりづらくなるなど，診断が不十分となる可能性を有することを理解したうえで行うべきである。

近年は，局所麻酔下にフレキシブル内視鏡で観察することも可能である（図4）。内科医でも簡便に施行できる検査であり，細径胸腔ビデオスコープLTF-260®などは比較的鮮明な画像が得られる。胸膜病変を内視鏡によって直視して生検することで，盲目的な生検よりも診断率が向上することが期待される。ただし胸膜癒着，患者の苦痛，時間的制約などにより観察が不十分となることがある。また，通常の生検鉗子では採取組織は小さいため，脂肪組織まで含んだ胸膜全層採取はできない。

開胸生検は侵襲性が高いうえに腫瘍の胸壁内への播種が起こり得るので，胸膜癒着などで胸腔鏡が行えない場合のみ小切開で行う。

全身状態が悪い場合，皮下や胸壁に腫瘍性病変を認める場合には，超音波ガイドなどの盲目的で

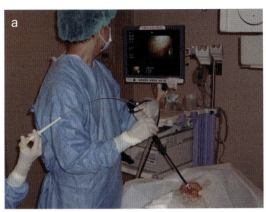
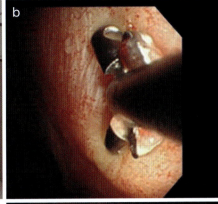
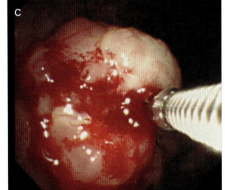

図4　フレキシブル内視鏡
a．局所麻酔下にフレキシブル内視鏡を胸腔内に挿入し胸腔内を観察している。
b, c．胸腔鏡：鉗子を用いて腫瘍部より生検を行い，組織を採取している。

はない針生検（Cope針，Abrams針，Tru-Cut針など）を行うことも可能であるが，胸壁の横紋筋や脂肪組織が採取され標本中の腫瘍細胞量が少なく，挫滅，アーチファクトが加わり診断が難しいことが多い。

　CTガイド下経皮的針生検（図5）は，明らかな腫瘤形成がみられ，かつ手術適応のない症例に行われる。経皮的針生検の利点の1つは侵襲性の低さである。局所麻酔下に施行可能で，合併症としては出血や気胸が生じ得るが，肺生検などと異なり重篤な合併症が起こる頻度は低い。最も危惧される合併症は穿刺経路の腫瘍播種であり，その発生率は4％と報告されている[2]。CTガイド下経皮的針生検のもう1つの利点は，他の画像ガイド下経皮的生検よりも狙った病変から組織を採取しやすいことである。FDG-PET/CT画像や造影CT画像との対比が容易で，腫瘍活動性が高く，造影効果の高い部位を選択的に採取しやすい。また採取時のCT画像を参照することで正確に狙った病変から組織が採取されているか，周囲の軟部組織のみを採取していないかどうかの判断がしやすい。欠点は手術と比較すると診断に適した組織が採取されない場合がある点である。中皮腫症例のCTガイド下経皮的針生検の精度は85％前後と報告されている[3)4)]。これは生検針から組織を取り出す際にアーチファクトが加わってしまうことや，病変から連続した胸膜外脂肪組織が採取できていないこと，線維や骨化組織が多いと採取できる腫瘍量が少なくなってしまうことなどが原因と考えられる。また，そもそも胸膜肥厚がわずかである超早期の中皮腫病変や，肺門，大血管周囲にしか腫瘤形成がみられない場合は，経皮的針生検では安全かつ適切に組織を採取することは困難となる。

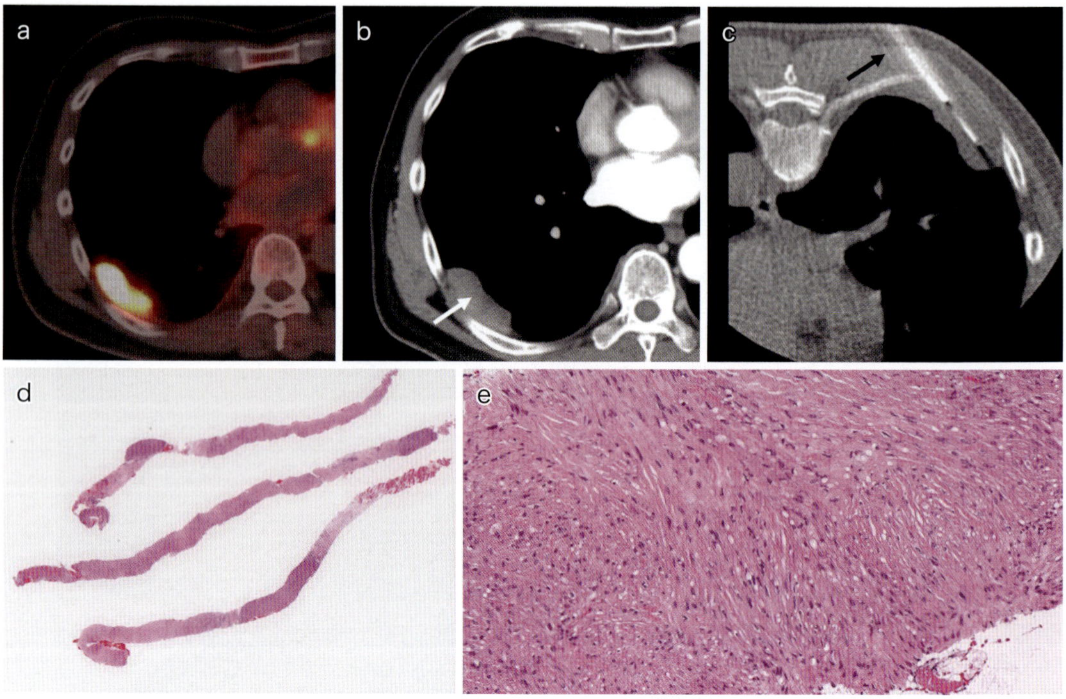

図 5. CT ガイド下経皮的針生検

a．PET/CT：右背側胸膜沿いに FDG 高集積を伴う。

b．造影 CT：右背側胸膜沿いに不均一な増強効果を伴う腫瘤を認める（白矢印）。

c．CT ガイド下経皮的生検：FDG 高集積かつ増強効果の高い部位を狙って組織を採取した（黒矢印）。

d, e．組織のルーペ像と強拡大像：採取された組織より肉腫様中皮腫と診断された。

Ⅱ．胸腔鏡所見

1．正常胸膜

胸膜は薄く透明で，壁側の構造（肋間筋線維束，肋骨床，胸膜下脂肪組織）を透見することができる（図6）。

2．胸膜中皮腫

1）胸水貯留型

胸水のみで胸膜肥厚などを認めない。胸部単純X線写真，CT画像は，胸水貯留以外は概ね正常である。胸腔鏡でも胸膜肥厚は目立たず一見正常だが，胸膜に混濁，凹凸不整，顆粒状の小結節などのわずかな変化を認める（図3，7）。胸水は無色透明か淡黄色で，ヒアルロン酸産生が多い場合は粘稠性である。主に上皮様中皮腫，あるいは二相性皮腫である。

2）気胸型

気胸のみ，あるいは気胸と胸水を認めるが胸膜肥厚などを認めない。胸部単純X線写真，CT画像は，胸水貯留や気胸以外は概ね正常である。気胸に対して胸腔鏡下に囊胞切除を行い，病理学的に中皮腫と診断されることが多い。

3）多発小結節型

白色で扁平ないし結節状の隆起性病変が多発する（図8）。結節は径10mm程度までで，散在性ないし播種性に分布する。比較的早期の上皮様中皮腫にみられる。

4）多発腫瘤型

径10mmを超える大きさの腫瘤が壁側胸膜から多発性に隆起する（図9）。腫瘤の表面は凹凸不整である。腫瘤はときに融合あるいは重積し，広範囲に及ぶ。病変は臓側胸膜にも多くみられ，胸膜癒着の形成もみられる。腫瘍周囲に新生した拡張血管もみられる。進行した中皮腫にみられることが多い。

5）びまん性肥厚型

胸膜のびまん性肥厚を主体とする所見である。表面は白色で凹凸不整があり，血管拡張が目立ち，易出血性である。進行した中皮腫にみられることが多い（図10，11）。

6）混合型

腫瘤性病変と肥厚性病変の混合した所見である。

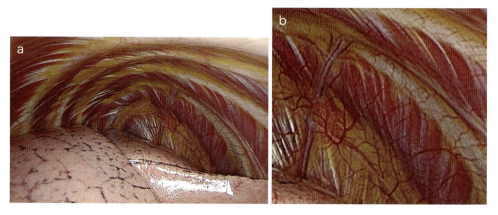

図6. 正常胸膜
a. 正常胸膜の概観
b. 正常胸膜の拡大像：肋骨床，胸膜下脂肪組織や肋間筋を透見することができる。

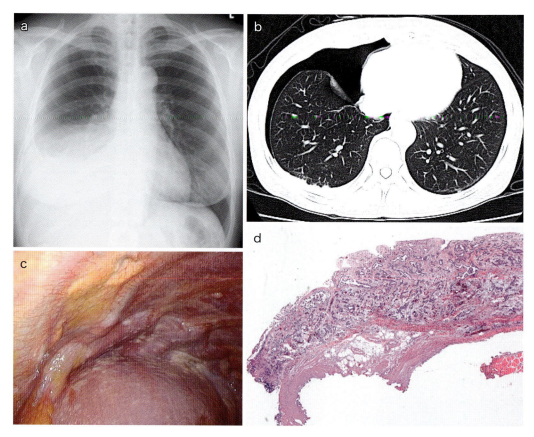

図7. 上皮様中皮腫（1）
a. 単純X線：右胸水を認めた。
b. 単純CT：胸腔穿刺後。
c. 胸腔鏡：横隔膜上とその周囲の壁側胸膜に粟粒〜米粒大の胸膜結節を認めた。
d. 早期の上皮様中皮腫であった。

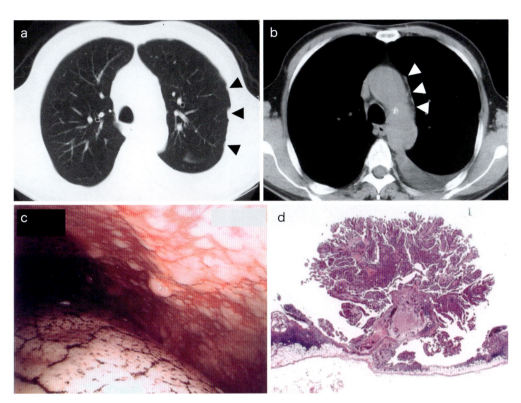

図8. 上皮様中皮腫（2）
a, b. 単純CT：左胸水と壁側・縦隔胸膜に多発小結節（矢頭）を認めた。
c. 胸腔鏡：主に壁側胸膜に数mmの白色の扁平ないし，わずかに隆起した小結節が多発していた。
d. 早期の上皮様中皮腫であった。

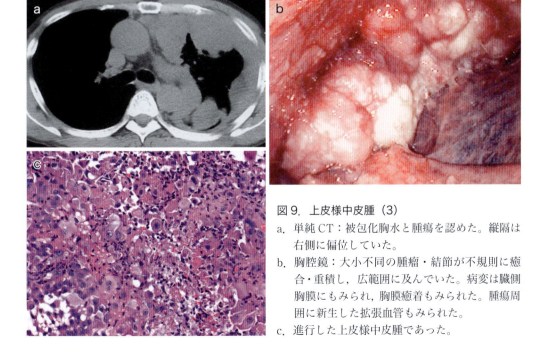

図9. 上皮様中皮腫（3）
a. 単純CT：被包化胸水と腫瘍を認めた。縦隔は右側に偏位していた。
b. 胸腔鏡：大小不同の腫瘤・結節が不規則に癒合・重積し，広範囲に及んでいた。病変は臓側胸膜にもみられ，胸膜癒着もみられた。腫瘍周囲に新生した拡張血管もみられた。
c. 進行した上皮様中皮腫であった。

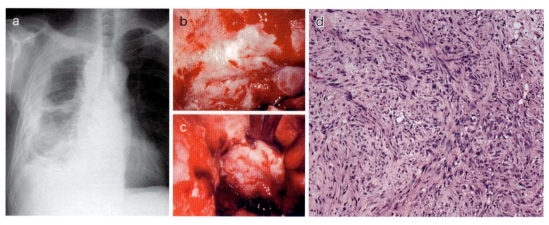

図 10. 肉腫様中皮腫
 a. 単純 X 線:右胸膜の不整な肥厚を認めた。
 b, c. 胸腔鏡:胸膜の表面に凹凸不整を伴う,びまん性の白色調の肥厚性病変を認めた。
 d. 異型性の強い紡錘形細胞が花むしろ状 storiform pattern を示していた。

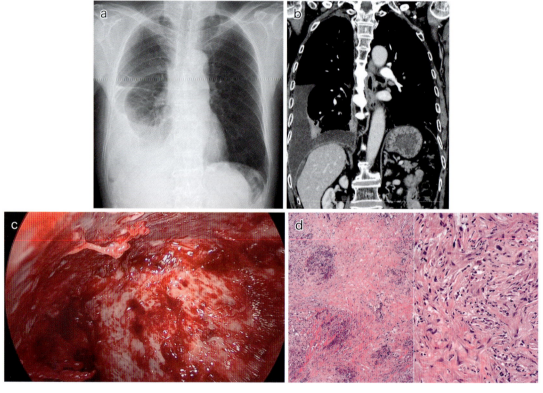

図 11. 線維形成性中皮腫
 a. 単純 X 線:右胸水を認めた。
 b. 造影 CT:右胸水と胸膜肥厚を認めた。
 c. 胸腔鏡:白色調のびまん性肥厚性病変を認め,凹凸不整,発赤を伴っていた。
 d. 細胞成分の乏しい硝子化を伴う線維組織の中に軽度の異型性を示す紡錘形細胞が錯綜配列を示していた。核のクロマチンが増量しているが,核の詳細は不明瞭である(左:弱拡大,右:強拡大)。

3. 中皮腫と鑑別を要する疾患

1）線維性胸膜炎

　良性石綿胸水，および，びまん性胸膜肥厚は，病理学的には線維性胸膜炎である。胸膜は均一にびまん性肥厚を示し，表面は白色ないし淡赤色で光沢がある（図12）。炎症の強い例では点状の出血を認める（図13）。また，ときに表面に凹凸不整を示す。通常，隆起性所見は認めないが，稀に小さな結節状隆起を認めることがある。貯留する胸水は血性であることが多い。胸腔鏡所見で表面が凹凸不整を示す例は，びまん性肥厚型の胸腔鏡所見を示す胸膜中皮腫に類似するため鑑別を要する。

2）転移性胸膜腫瘍

　胸膜表面に米粒大から大豆大までの多数の小結節が播種性に分布する（図14）。

3）結核性胸膜炎

　早期には胸膜が広範囲に発赤腫脹し，粟粒大の白色小結節が散布する（図15）。進行するとフィブリンが沈着する。

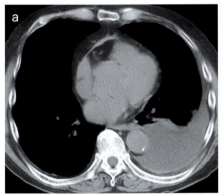
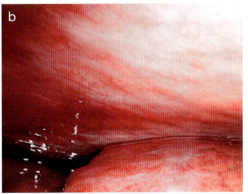
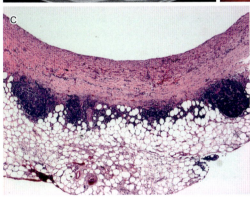

図12．良性石綿胸水（1）
a．単純CT：左胸水と左壁側胸膜の平滑な肥厚所見を認めた。
b．胸腔鏡：胸膜は均一な肥厚を示し表面は白色ないし淡赤色，平滑で光沢があった。
c．壁側胸膜は線維性に肥厚し，厚みが均一であった。Zonationを認めた。線維性胸膜炎と診断した。

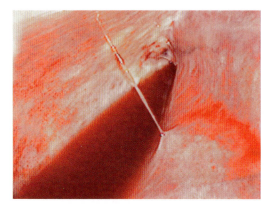

図13. 良性石綿胸水（2）
胸腔鏡：胸膜はびまん性に肥厚し，表面は粗く点状出血を認めた。血性胸水が貯留していた。線維性胸膜炎であった。

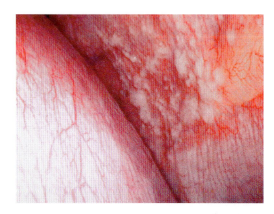

図14. 転移性胸膜腫瘍
胸腔鏡：胸膜表面に白色の小結節が多発していた。同部の生検標本から肺腺癌の胸膜播種と診断した。

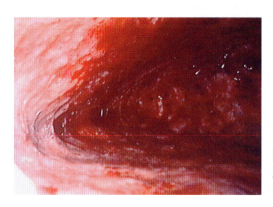

図15. 結核性胸膜炎
胸腔鏡：胸膜はびまん性に肥厚し，表面に多数の粒状の隆起性病変を認めた。

引用文献

1) Attanoos RL, Gibbs AR. The comparative accuracy of different pleural biopsy techniques in the diagnosis of malignant mesothelioma. Histopathology. 2008；53(3)：340-4.［PMID：18647189］
2) Agarwal PP, Seely JM, Matzinger FR, et al. Pleural mesothelioma：sensitivity and incidence of needle track seeding after image-guided biopsy versus surgical biopsy. Radiology. 2006；241(2)：589-94.［PMID：17005770］
3) Maskell NA, Gleeson FV, Davies RJ. Standard pleural biopsy versus CT-guided cutting-needle biopsy for diagnosis of malignant disease in pleural effusions：a randomised controlled trial. Lancet. 2003；361(9366)：1326-30.［PMID：12711467］
4) Metintaş M, Ozdemir N, Işiksoy S, et al. CT-guided pleural needle biopsy in the diagnosis of malignant mesothelioma. J Comput Assist Tomogr. 1995；19(3)：370-4.［PMID：7790544］

中皮腫瘍
取扱い規約 第2版

4. 手術記載

Ⅰ．胸膜中皮腫の手術記載法

1．対象と定義

1）胸膜中皮腫の定義

　ここでいう胸膜中皮腫とは，WHO胸部腫瘍組織分類第5版に含まれる胸膜原発の中皮由来の悪性腫瘍を指し，それらに対する手術の記載法について本項で規定する。

2）胸膜中皮腫に対する手術例数の定義

（1）胸膜中皮腫手術総数

　胸膜中皮腫に対して施行した何らかの手術の総数。すなわち，治癒を目的とした切除のみならず，診断やステージングのみを目的とした手術，ならびに姑息的手術，試験開胸術・審査開胸を含む。

　同一患者に対して施行した，診断目的や治療目的の複数の手術は，それぞれを1件ずつとして扱う。

（2）胸膜中皮腫切除術数

　胸膜中皮腫に対して肉眼的完全切除目的での切除術を施行した症例数。原則として初回手術症例のみとし，再手術例は含めない。

（3）胸膜中皮腫診断的手術数

　胸膜中皮腫に対して診断（確定診断，ステージング，バイオマーカー診断など）の目的での手術を施行した症例数。後述2．3）（1）の試験開胸術・審査開胸例，再手術例も含める。なお，局所麻酔下に施行した診断的胸腔鏡検査は含めない。

（4）胸膜中皮腫姑息的手術数

　胸膜中皮腫の原発巣に対して症状緩和や救命目的などの手術〔後述2．3）（2）〕を施行した症例数。

2．手　術

　手術を次のごとく分ける。

1）胸膜切除術

胸膜切除範囲を以下のごとく分ける。

（1）胸膜肺全摘術 Extrapleural pneumonectomy（EPP）

　一側肺，心膜，横隔膜とともに壁側および臓側胸膜を一塊として切除する。横隔膜や心膜に腫瘍浸潤を認めない症例では，これらの臓器を温存することも許容される。

（2）広汎胸膜切除/肺剥皮術 Extended pleurectomy/decortication（Extended P/D）

すべての腫瘍を切除するために壁側および臓側胸膜を，横隔膜または心膜，あるいはその両者とともに切除する。

（3）胸膜切除/肺剥皮術 Pleurectomy/decortication（P/D）

すべての腫瘍を切除するために壁側および臓側胸膜を切除するが，横隔膜と心膜はともに温存する。

（4）部分的胸膜切除術 Partial pleurectomy（PP）

肉眼的完全切除を企図せずに，診断目的または姑息的に壁側や臓側胸膜を切除する。この場合，肉眼的に腫瘍は残存する。肉眼的完全切除を企図して手術を開始したが完遂できなかった場合も含める。

2）付加術式

（1）隣接臓器合併切除術 Combined resection（of adjacent organ(s)）

以下の臓器を合併切除する場合，それらについて付記する。

a．肺，心膜，横隔膜

これらの臓器に関しては，上記胸膜切除術式では明示することができない場合に付記する。

b．生検施行創

その大きさ，部位，厚さ（例：皮膚〜壁側胸膜まで）を付記する。

c．その他

神経（横隔神経，迷走神経，交感神経幹，腕神経叢など），胸壁（肋骨，肋間組織，胸筋，皮下組織，皮膚など），胸椎（横突起，椎体，椎弓），心大血管（心嚢内肺動脈および肺静脈，左心房，上大静脈，右心房，大動脈），その他の血管（鎖骨下動脈，鎖骨下静脈，腕頭動脈，腕頭静脈など），食道，肝，など。

（2）その他の手術（術中に化学療法，放射線治療，温熱療法，光線力学的療法などを付加したものを含む）

2つ以上の術式を伴った場合には併記する。

3）その他の胸膜中皮腫手術

（1）試験開胸術・審査開胸

a．試験開胸術（試験胸腔鏡手術）Exploratory thoracotomy（thoracoscopy）

肉眼的完全切除を目的とした手術にもかかわらず開胸あるいは胸腔鏡のみで終了した手術。

b．外科的生検 Surgical biopsy

胸膜中皮腫に対して診断（確定診断，バイオマーカー診断など）の目的での手術。

c．外科的病期診断 Surgical staging

病期診断目的での開胸，胸腔鏡下での胸腔内評価，リンパ節生検（同側，対側を含む）。縦隔鏡，胸部以外の手術・生検（腹腔鏡や鎖骨上・大腿・腋窩などのリンパ節生検）も含む。

（2）姑息的手術

症状緩和や救命目的での手術。

気胸，膿胸に対する手術や悪性胸水に対する胸腔鏡下タルク散布など。

（3）その他

上記のいずれにも該当しない手術。

3．原発巣

1）肉眼的所見による分類

T0	腫瘍が肉眼的に壁側および臓側胸膜のいずれにも存在しない。
T1	腫瘍が肉眼的に壁側または臓側胸膜に存在しているが，葉間胸膜には腫瘍の進展は認めず，連続的に肺実質や横隔膜筋層には及んでいない。
T2	腫瘍が肉眼的に壁側または臓側胸膜を越え，連続的に肺実質または横隔膜筋層に及んでいる。または肉眼的に葉間胸膜に腫瘍の進展を認める。
T3	腫瘍が肉眼的に壁側胸膜を越え，連続的に胸内筋膜，縦隔脂肪組織，胸壁軟部組織（孤立性）や心膜（非貫通性）に及んでいる。
T4	腫瘍が肉眼的に壁側胸膜を越え，連続的に広汎な胸壁，腹膜，対側胸膜，縦隔臓器（食道，気管，心臓，大血管），脊椎，神経孔，脊髄，心膜（貫通性）に及んでいる。

2）組織学的所見による分類

t0	腫瘍組織が組織学的に壁側および臓側胸膜のいずれにも存在しない。
t1	腫瘍組織が組織学的に壁側または胸膜に存在しているが，葉間胸膜には腫瘍の進展は認めず，連続的に肺実質や横隔膜筋層には及んでいない。
t2	腫瘍組織が組織学的に壁側または臓側胸膜を越え，連続的に肺実質または横隔膜筋層に及んでいる。または組織学的に葉間胸膜に腫瘍の進展を認める。
t3	腫瘍組織が組織学的に壁側胸膜を越え，連続的に胸内筋膜，縦隔脂肪組織，胸壁軟部組織（孤立性）や心膜（非貫通性）に及んでいる。
t4	腫瘍組織が組織学的に壁側胸膜を越え，連続的に広汎な胸壁，腹膜，対側胸膜，縦隔臓器（食道，気管，心臓，大血管），脊椎，神経孔，脊髄，心膜（貫通性）に及んでいる。

注：T2-4，t2-4では浸潤臓器名を記載する。

4. リンパ節転移

1) 肉眼的所見による分類

NX リンパ節の評価が不能なもの。

N0 リンパ節転移を認めないもの。

N1 同側胸郭内リンパ節（同側肺気管支，肺門，気管分岐下，気管傍，大動脈下，大動脈傍，食道傍，横隔膜周囲，心膜周囲脂肪，肋間または内胸リンパ節）までに転移を認めるもの。

N2 対側胸郭内リンパ節，同側または対側鎖骨上窩リンパ節に転移を認めるもの。

2) 組織学的所見による分類

　術後，摘出リンパ節の組織学的検索によって知り得た結果を，肉眼的所見と同じ基準によって n0, n1, n2 のごとく小文字をもって示す。

3) リンパ節郭清 Nodal dissection の範囲

ND0 リンパ節郭清を行わない。

ND1 N1 リンパ節の一部または全部が切除されたリンパ節郭清をいう。

注：上記のリンパ節郭清範囲で表記できない場合には，郭清範囲を記載する。

5. 切除断端および合併切除臓器における癌浸潤の有無の判定

1) 肉眼的

　以下に，指定された部位および合併切除した臓器の切除断端における肉眼的癌浸潤の有無の判定を記載する。

壁側胸膜	Parietal pleura（PP）
	：肋骨胸膜（CP），縦隔胸膜（MedP），横隔膜胸膜（DiapP），心膜胸膜（PericP）
臓側胸膜	Visceral pleura（VP）
横隔膜	Diaphragm（Dia）
心膜	Pericardium（PerC）
腹膜	Peritoneum（PerT）
気管支	Bronchus（Br）
肺動脈	Pulmonary artery（PA）
肺静脈	Pulmonary vein（PV）
胸壁	Chest wall（CW）

椎骨（横突起も含む）	Vertebra（Ver）
左心房	Left atrium（LA）
右心房	Right atrium（RA）
上大静脈	Superior vena cava（SVC）
気管	Trachea（Tr）
大動脈	Aorta（Ao）
食道	Esophagus（Es）
肝	Liver（Li）
鎖骨下動静脈	Subclavian artery/vein（SCA/SCV）
腕神経叢	Brachial plexus（BP）
胸腔内末梢神経	Phrenic/Vagal/Recurrent nerve（PhrN/VagN/RecN）

2）組織学的

組織学的に検索した結果を以下の記号で肉眼的判定と同様に記す。

pp（cp, medp, diapp, pericp）, vp, dia, perc, pert, br, pa, pv, cw, ver, la, ra, svc, tr, ao, es, li, sca/scv, bp, phrn/vagn/recn

6．切除術の根治性（切除後の遺残腫瘍）の評価

R0　No residual tumor：腫瘍が肉眼的にも顕微鏡的にも取り切れた切除。
R1　Microscopic residual tumor：腫瘍が顕微鏡的に遺残した切除。
　注：本腫瘍が肉眼的には取り切れている場合（macroscopic complete resection：MCR）は、
　　　顕微鏡的な遺残の有無にかかわらず原則 R1 と評価する。
R2　Macroscopic residual tumor：腫瘍が肉眼的に遺残した切除。
RX　遺残腫瘍の存在が判定できない切除。ただし可能なかぎり R1 か R2 かを評価する。

7．胸膜プラーク Pleural plaque

Plq 0　胸膜プラークを認めない。
Plq 1　肉眼的に胸膜プラークを認める。

注：胸膜プラークの状態を記載する。

8．手術関連死亡

1）手術直接死亡（術後 30 日以内死亡）
入院中，退院後の区別なしに術後 30 日以内に死亡した症例を手術直接死亡例とし，その他を耐術例とする（日数を記載する）。

2）術後 90 日以内死亡
入院中，退院後の区別なしに術後 90 日以内に死亡した症例（日数を記載する）。

3）在院死亡
手術後，退院することなく死亡した症例を在院死亡例とする（他院へ転院後の症例も含む）。

9．生存解析

生存解析のために，以下の事項を記録する。

1）生 死

生存例　　　：生存確認年月日
死亡例　　　：死亡年月日
消息不明例：最終生存確認年月日
死因
　治療関連死
　原病死（胸膜中皮腫死）
　他病死（事故死を含む）：病名を記載すること。
　死因不明

2）生存率
生存率は Kaplan-Meier 法による算定結果，実測生存率などを用いる。
生存率算定は全死亡を死亡とする。手術死亡，他病死などを除外するときは，これを明記する。

10．胸膜中皮腫の進行程度 Stage

AJCC-TNM 第 9 版（2024 年）による。

11. 組織学的分類

WHO 胸部腫瘍組織分類第 5 版（2021 年）による。

参考文献

1) Travis WD, Brambilla E, Burke AP, et al. eds. WHO Classification of Tumours of the Lung, Pleura, Thymus and Heart. 4th ed. WHO press, 2015.

2) WHO Classification of Tumours Editorial Board. Thoracic Tumours：WHO Classification of Tumours, 5th ed. IARC Publications, 2021.

3) Rice D, Rusch V, Pass H, et al. Recommendations for uniform definitions of surgical techniques for malignant pleural mesothelioma：a consensus report of the international association for the study of lung cancer international staging committee and the international mesothelioma interest group. J Thorac Oncol. 2011；6(8)：1304-12. ［PMID：21847060］

4) Wolf AS, Eisele M, Giroux DJ, et al. The International Association for the Study of Lung Cancer Pleural Mesothelioma Staging Project：expanded database to inform revisions in the ninth edition of the TNM Classification of Pleural Mesothelioma. J Thorac Oncol. 2024；19(8)：1242-52. ［PMID：38309456］

5) Brierley JD, Gospodarowicz MK, Wittekind C. eds. Union for International Cancer Control(UICC). TNM Classification of Malignant Tumours. 8th ed. Wiley-Blackwell, 2017.

6) 日本肺癌学会．臨床・病理 肺癌取扱い規約，第 8 版補訂版．金原出版，2021．

中皮腫瘍
取扱い規約 第2版

5．細胞診

Ⅰ．はじめに

　2009年から2014年まで，日本肺癌学会の肺癌取扱い規約委員会の細胞診判定基準改訂委員会に，中皮腫細胞診評価ワーキンググループが設置された。ワーキンググループは，全国の様々な施設での中皮腫，反応性中皮，腺癌の体腔液細胞診所見を比較検討し，これを基にして，肺癌取扱い規約第7版（2010），第8版（2017）において胸膜中皮腫の細胞判定基準が記載された。2017年には，日本肺癌学会より悪性胸膜中皮腫細胞診断の手引きが公開され，中皮腫瘍取扱い規約第1版（2018）の細胞診の章においては，検査方法，成績の報告と細胞判定基準が多数の細胞写真とともに詳細に記載された。その後，WHO胸部腫瘍組織分類が第5版（2021）（以下，WHO第5版）として改訂され，中皮腫瘍取扱い規約の細胞診の章も改定が求められた。

　WHO第5版では，胸膜・心膜に発生する中皮腫瘍には，中皮腫として，びまん性中皮腫，限局性中皮腫が記載され，良性ならびに前浸潤性中皮腫瘍としてアデノマトイド腫瘍，高分化乳頭状中皮腫瘍，前浸潤性中皮腫が記載された。また，遺伝子異常に基づく補助的検査についても記載された。

　中皮腫の大部分を占める胸膜中皮腫では，壁側胸膜あるいは腫瘍の生検が最も確実な診断法であり，診断には組織学的な間質浸潤の確認が必須とされた。しかし，近年，遺伝子異常に基づく補助的検査が確立し，間質浸潤を評価できない細胞診においても中皮腫診断が可能になった。体腔液の細胞診は低侵襲性の検査であり，全身状態が不良で胸腔鏡などによる胸膜生検が行えない場合には中皮腫の最終診断となる。

　本章では，中皮腫を中心に記載する。中皮腫の細胞所見は，癌腫の胸膜播種や胸膜炎などによる反応性中皮と類似しているため，詳細な細胞所見の観察とともに，免疫細胞化学 immunocytochemistry（ICC），蛍光 in situ ハイブリダイゼーション fluorescence in situ hybridization（FISH）などの検討を加え，中皮起源かつ悪性であることを確認する必要がある。これらの補助的検査の実施には，セルブロックは極めて有効な手段である。本章では，中皮腫診断に役立つ細胞所見と癌細胞および反応性中皮細胞との鑑別について述べ，中皮腫を診断するために有効な体腔液の処理，検査方法，成績の報告と細胞判定基準について記す。

　本章の記載内容は，Guidelines for the cytopathologic diagnosis of epithelioid and mixed-type malignant mesothelioma（2015），WHO Classification of Tumors, 5th edition, Thoracic tumours（2021），International System of Reporting of Serous Fluid Cytopathology（2020），WHO Reporting System for Lung Cytopathology（2022），細胞診ガイドライン4呼吸器・胸腺・体腔液・リンパ節2015年版 補遺版（2022年）に準拠した。なお，本章の一部は肺癌取扱い規約第9版に記載される。

Ⅱ．検査方法

　体腔液貯留は中皮腫の最初の徴候であることが多いが，経過中に消失することもある。したがって，初回の体腔液貯留時に体腔液細胞診を行うことにより，早い時期に中皮腫の診断が可能となる。

1．検体採取

　体腔液貯留例から穿刺により検体を得る。中皮腫の診断には ICC が必須であるため，セルブロックの作製が推奨される。セルブロックの作製には可能なかぎり多量の体腔液を提出することが必要であり 100 mL 以上を提出することが望ましい。10 mL 程度の体腔液からはセルブロックの作製が困難なことがある。

2．性状確認・集細胞

　色調，混濁，凝固（フィブリン析出）の有無に加え，血性，粘液性，膿性の確認が不可欠であり，これらの検体性状に応じた標本作製が必要である。遠心分離により集細胞を行うが，回転数は 1,500〜3,000 rpm（300〜1,500×g），3〜5 分が推奨される。血性検体の場合には，二重遠心法にてバフィーコート（有核細胞層）を効率よく収集する。溶血操作は細胞の収集には有用であるが，ICC における核内抗原や遺伝子学的検査に影響があるため注意が必要である。

3．塗抹標本作製

　引きガラス法（wedge 法）が推奨されるが，引き終わりの細胞は乾燥しやすく，湿固定標本の場合には厚すぎない引き止めを作ることが望ましい。体腔液中のヒアルロン酸濃度が著しく高い中皮腫症例の場合には粘稠性を示すことがあり，遠心分離の回転数を上げるか，遠心分離の時間を延長させた後に，すり合わせ法による標本作製が推奨される。

4．検体保存

　細胞形態，抗原性，および良質な核酸保持のためには可能なかぎり速やかな固定が必要であり，検体採取後に直ちに標本を作製することが望ましい。やむを得ず検体を保存する場合には室温を避け必ず冷蔵保存する。塗抹標本作製後の残余検体も，セルブロックの作製のために冷蔵保存が推奨される。

5. 各種染色

1）パパニコロウ染色 Papanicolaou stain（Pap. 染色）

　細胞質が透明感のある染色性を示す染色法で，分子量の異なる酸性色素の組み合わせにより中皮腫に特徴的なライトグリーン好性の細胞質が観察できる。また，中皮腫と癌腫の鑑別に重視される核クロマチンが良好に観察できる。体腔液細胞診において一般的に使用され，中皮腫の診断に有用である。

2）ギムザ染色 Giemsa stain（Giemsa 染色）

　乾燥固定による細胞の大型化や平坦化により，細胞質の性状や核形の観察が容易となる。また，メタクロマジー（異染性）は，間質を伴った細胞集塊 collagenous stroma に含まれる間質性粘液や中皮腫細胞辺縁のヒアルロン酸の同定に有用である。

3）アルシアンブルー染色 Alcian blue stain

　背景や中皮腫の細胞質内のヒアルロン酸様物質，細胞質辺縁の微絨毛の観察に有用である。

4）過ヨウ素酸シッフ Periodic acid Schiff（PAS）反応

　中皮腫では細胞質内に豊富なグリコーゲンを認めることが多く，これらは領域性に顆粒状の陽性像を示す。一方，粘液産生を伴う癌腫では滴状の陽性像を示すことから，PAS 反応は両者の鑑別に有用である。

6. 細胞転写法 Cell transfer technique

　プレパラート上に塗抹された材料を1枚のシートとして剝離し，ICC など種々の染色を行うために，標本上の検体を分割して別のプレパラート上へと再貼付する方法である。本法は目的の細胞をICC にて判定できるという利点はあるが，標本作製に時間がかかること，抗体濃度の検討が難しいこと，染色結果の解釈が難しい場合が多い，などの欠点もある。セルブロックを作製しなかった場合などに実施する。

7. セルブロック Cell block

　セルブロックは，細胞診塗抹標本作製後に残存する細胞を遠心分離細胞収集法（試験管法など）や細胞固化法（アルギン酸ナトリウム法など）にて回収し，その細胞成分を組織パラフィン包埋法に準じて作製した標本である。セルブロックの作製により，塗抹標本に類似した細胞形態を確認できるだけでなく，組織学的検索と同様に ICC（図1）や FISH の検索が可能となる。中皮腫と腺癌の鑑別に ICC は有用であり，中皮腫と反応性中皮の鑑別には ICC を用いた核における BAP1 や細胞質における MTAP の消失の検討が役立つ。BAP1，MTAP の消失を検討する場合は，それぞれ背景の炎症細胞が陽性であることの確認が必要である。

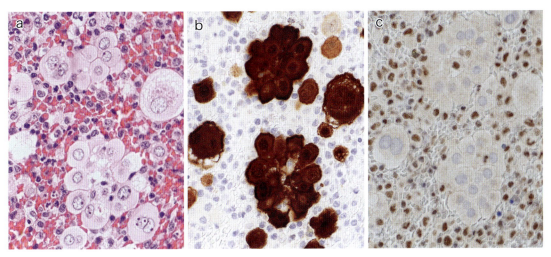

図1. 試験管法で作製したセルブロックのHE染色（a），calretinin ICC（b）およびBAP1 ICC（c）
HE染色で類円形の異型細胞を認める。異型細胞はcalretinin陽性であり，BAP1が核で消失している。

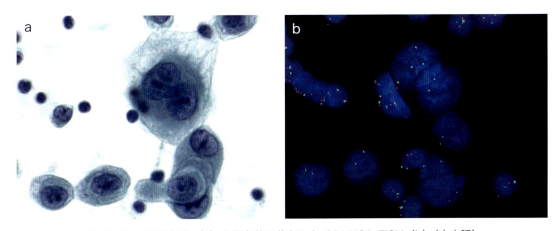

図2. Pap. 塗抹標本（a）を脱色後に施行したCDKN2A-FISH（b）（中皮腫）
2核および相互封入像を示す大型異型細胞は，緑の蛍光シグナルのみで赤の蛍光シグナルが消失したホモ接合性欠失パターンを示す。一方で背景のリンパ球は緑の蛍光シグナルが2個，赤の蛍光シグナルが2個の正常パターンを示す。緑：9番染色体の動原体，赤：9p21染色体。

参考：FISH

　CDKN2Aがん抑制遺伝子（9p21染色体に局在）は，サイクリン依存キナーゼを阻害するp16^{INK4A}蛋白をコードする。中皮腫ではCDKN2Aのホモ接合性欠失が高頻度に認められ，FISHによるCDKN2Aのホモ接合性欠失の検索は，中皮腫と反応性中皮の鑑別に極めて有用である（図2）。FISHは，適切な条件で行い，適正な閾値を設定しそれに基づいて解析することが望ましい。

Ⅲ．成績の報告と細胞判定基準

1．報告様式

　細胞診の成績の報告様式は，標本の適正評価を含む悪性細胞の有無に関する判定区分，および細胞診断と推定組織型の記載からなる。国際的な細胞診報告様式に準じて，次の5つの判定区分によって判定する。中皮腫瘍取扱い規約第1版では，検体の適正評価と判定区分を分けていたが，本版からは統合したかたちとなった。

1）判定区分

（1）不適正 inadequate

　標本作製状態が不良（乾燥，固定不良，細胞挫滅・破壊，末梢血混入，厚い標本），壊死，または病変を推定するに足る細胞が採取されていないため判定が著しく困難な標本を指す。不適正とした標本は，その理由を明記する。

（2）陰　性 negative

　悪性腫瘍細胞や良性・悪性の判定が困難な異型細胞を認めない。

（3）異　型 atypical

　悪性腫瘍細胞の可能性を示唆する最小限の特徴を示すが，良性病変か悪性病変かを判定するには量的にも質的にも不十分である。

（4）悪性疑い suspicious for malignancy

　悪性腫瘍細胞を示唆する特徴を示すが，悪性病変と判定するには量的にも質的にも不十分である。

（5）悪　性 malignant

　悪性腫瘍細胞を認める。中皮腫を含むすべての悪性腫瘍細胞が含まれる。

2）細胞診断と推定組織型

　悪性と判定した場合は，必要に応じて ICC による検討を行い，中皮腫か癌腫（あるいはその他の悪性腫瘍）かを鑑別し，所見にその推定組織型を記載する。

2．中皮腫細胞診断の判定基準

　中皮腫では，体腔液中に出現する腫瘍細胞の多くは上皮様成分であり，肉腫様成分が出現することは稀である。Pap.染色などの通常の細胞診標本で中皮腫を疑うことは可能であるが，癌腫や反応性中皮などと鑑別するためには，塗抹標本やセルブロックを用いて ICC を行い診断する必要がある。

　表1に細胞診断で中皮腫を示唆する細胞所見を挙げる。背景に様々な炎症細胞が出現し，ヒアルロン酸が豊富な検体ではしばしばヘマトキシリンに淡染する粘液様物質を認める（図3）。多数の中

Ⅲ．成績の報告と細胞判定基準　**59**

表 1．中皮腫診断に役立つ細胞所見

1）背景の粘液様物質（ヒアルロン酸）	6）2 核以上の多核細胞の出現率増加
2）多数の中皮細胞の出現（孤立散在性，球状・乳頭状細胞集塊）	7）細胞質辺縁の不明瞭化
3）Collagenous stroma を有する細胞集塊	8）細胞質の重厚感
4）相互封入像（cell-in-cell）および hump 様細胞質突起を有する鋳型細胞	9）オレンジ G 好性細胞
	10）細胞の大型化（リンパ球の 6 倍以上）
5）窓形成および細胞相接所見	11）核の腫大（リンパ球の 4 倍以上）

皮由来の腫瘍細胞が孤立散在性に，あるいは大小の球状，乳頭状や平面的集塊として出現する（図 4）。

　中皮腫細胞の大きさは反応性中皮細胞よりも大きく，細胞質はライトグリーン好性で，核周囲は明るく，その周囲は重厚感を呈する（図 5，6）。発達した微絨毛および微絨毛周囲へのヒアルロン酸の付着により細胞質辺縁は不明瞭となる（図 5）。Giemsa 染色で細胞質は好塩基性を呈し，ときに細胞質辺縁が異染性を示す（図 7）。核は類円形のものが多いが，核形不整を示すものもある。強い核異型を認めることは稀である。好酸性で明瞭な核小体が 1 ないし 2 個みられる。また，多核細胞の出現頻度が高い（図 8）。相互封入像※に伴い，一方の細胞質が瘤状に突出する「hump 様細胞質突起を有する鋳型細胞」がみられる（図 9）。Collagenous stroma を有する細胞集塊が高頻度に出現し（図 10），オレンジ G 好性細胞（図 11）を認める例が多い。印環細胞様の腫瘍細胞（図 12）が出現することもある。

　中皮腫はグリコーゲンに富むため，Pap.染色で核近傍が黄色調を示すことがある（図 13）。PAS 反応で細胞質は顆粒状に強陽性を示し（図 14），ジアスターゼ消化試験で陰性化する。また，ヒアルロン酸を含むことから，アルシアンブルー染色では背景や細胞質辺縁あるいは印環細胞様の腫瘍細胞の細胞内粘液様物質が陽性を示し，ヒアルロニダーゼ消化試験で陰性化する。

　これらの所見がみられた場合は，癌腫の漿膜転移や反応性中皮を鑑別するために，セルブロック，細胞転写法などにより ICC を行う必要がある。癌腫との鑑別は，多くの場合，ICC により可能である。中皮のマーカーと癌腫のマーカーを，それぞれ少なくとも 2 種類を用いて確認することを原則とする。染色性が中皮腫として矛盾する場合は，さらに別のマーカーを追加し検討する。なお，癌腫の体腔液細胞診標本には反応性中皮細胞も出現するため，中皮のマーカーに陽性を示す細胞を認めることを理由に中皮腫と診断しないよう注意が必要である。

　多量の赤血球や炎症性細胞が混在している場合や，標本中に十分な量の腫瘍細胞が出現していない場合は診断が困難である。臨床的に中皮腫が疑われるが，細胞診が陰性あるいは判定困難な場合や，細胞診で中皮腫が疑われるが，画像上，体腔液貯留のみで腫瘍や胸膜肥厚を認めない場合は，内視鏡下あるいは外科的に病変の確認と生検を行うことが望ましい。

※相互封入像（cell-in-cell，細胞診用語解説集では cell mutual inclusion）：cannibalism，phagoptosis，enclysis，emperipolesis，entosis など，様々な用語が用いられている。中皮腫で認められる cell-in-cell は，相互に封入するのではなく，1 つの細胞が別の細胞に積極的に侵入する entosis にあたる現象である。

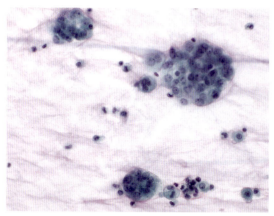

図3. Pap. 染色（中皮腫, 胸水, 弱拡大）
背景にヘマトキシリンに淡染した粘液様物質を認める。

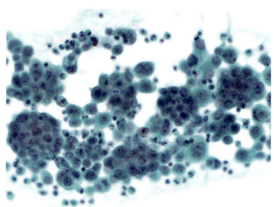

図4. Pap. 染色（中皮腫, 胸水, 弱拡大）
多数の細胞が孤立散在性に, あるいは集塊を形成して出現している。

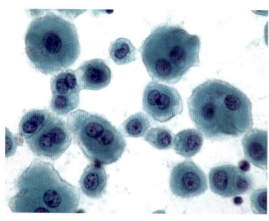

図5. Pap. 染色（中皮腫, 胸水, 強拡大）
細胞質はライトグリーン好性で重厚感を呈し, 細胞質辺縁は不明瞭である。

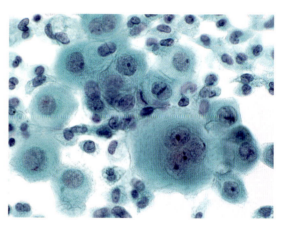

図6. Pap. 染色（中皮腫, 胸水, 強拡大）
細胞の大型化や核腫大を認める。

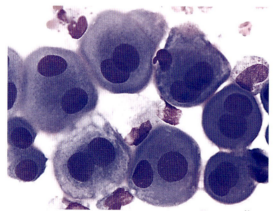

図7. Giemsa 染色（中皮腫, 胸水, 強拡大）
細胞質は好塩基性を呈し, ときに細胞質辺縁が異染性を示す。

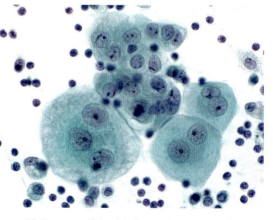

図8. Pap. 染色（中皮腫, 胸水, 強拡大）
2核以上の多核細胞を認める。

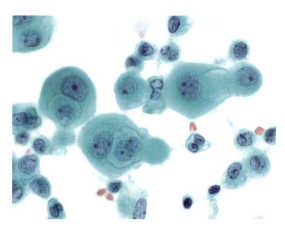

図9. Pap. 染色（中皮腫, 胸水, 強拡大）
相互封入像およびhump様細胞質突起を有する鋳型細胞を認める。

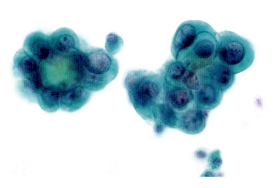

図10. Pap. 染色（中皮腫, 胸水, 強拡大）
集塊の中央にII型 collagenous stroma を認める。

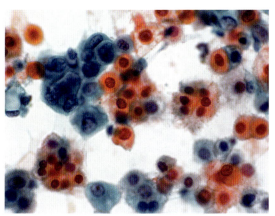

図11. Pap. 染色（中皮腫, 胸水, 強拡大）
オレンジG好性細胞を認める。

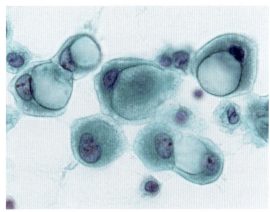

図12. Pap. 染色（中皮腫, 胸水, 強拡大）
印環細胞様の腫瘍細胞が出現している。

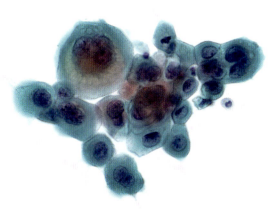

図13. Pap. 染色（中皮腫, 胸水, 強拡大）
核近傍がグリコーゲンによって黄色調を呈している。

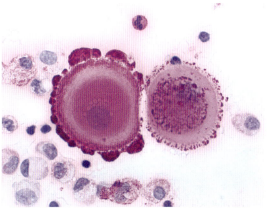

図14. PAS反応（中皮腫, 胸水, 強拡大）
顆粒状に強陽性を示している。

体腔液中に出現する肺腺癌は，集塊の細胞密度が高く，細胞の配列の乱れを認め，集塊の辺縁で核が細胞膜に接する所見や核の突出像などがみられる。核は偏在性で，核クロマチンが増量し，核の大小不同，核縁の切れ込みや皺などが目立つ（図15）。1個ないし数個の腫大した核小体を有する。細胞質の辺縁は明瞭で（図16），細胞質はライトグリーンに淡染し，レース状，泡沫状，空胞状など様々で，一部で重厚な細胞質を有することもある。Giemsa染色でも同様の所見が観察される（図17）。肺腺癌では，ときに大型の多核巨細胞（図18）やミラーボール状細胞集塊（図19）がみられることがある。消化器領域の腺癌は，しばしば印環細胞様の形態を示す（図20）。卵巣明細胞癌は，II型collagenous stromaを伴う細胞集塊を認め（図21），中皮腫に類似するが，細胞異型が高度で，核クロマチンの増量や大型の核小体を認める。高異型度漿液性癌は，重積性の強い細胞集塊がみられる。集塊を形成する細胞は大型空胞状で重厚な細胞質を有し，核形不整や大型の核小体を認める。ときにオレンジG好性細胞（図22）や石灰化小体が混在する（図23）。扁平上皮癌は，腫瘍細胞が孤立散在性に，あるいは小型の集塊として出現する。細胞は類円形を呈し，核は中心性で，細胞質の辺縁は明瞭である。1個ないし数個の腫大した核小体を有する。細胞質はライトグリーンに好染し重厚性示すことが多いが（図24），レース状，淡明，泡沫状を呈することもある。角化細胞が出現することは少ない。

通常，体腔液中に出現する反応性中皮細胞の数は少なく，孤立散在性あるいは平面的な小集塊として認められる（図25）。しばしば窓形成や細胞相接所見を認める。核は軽度の大小不同を示す（図25）。ときに多核細胞も出現するが，その出現頻度は低く5核以上の細胞はほとんどみられない（図26）。Giemsa染色で細胞質は好塩基性を呈し（図26），ときに核近傍に打ち抜き状の空胞を認める。反応性中皮でも稀に中型から大型の集塊形成や相互封入像，collagenous stroma，オレンジG好性細胞を認めることがあるが，その頻度は中皮腫よりも低い。高い細胞密度，多形性，核分裂像など，悪性腫瘍に類似した所見を示すこともある。

細胞診で中皮腫と反応性中皮を鑑別することが困難な場合がある。このような場合には，参考として記載したFISHによる*CDKN2A*のホモ接合性欠失の検索，ICCによるBAP1やMTAPの発現消失の検討が鑑別に極めて有用である。

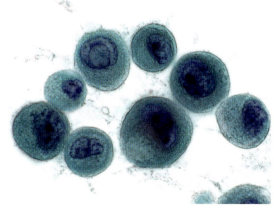 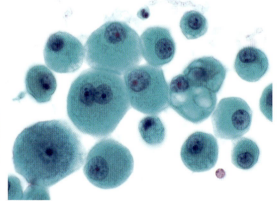

図15. Pap. 染色（肺腺癌，胸水，強拡大）
顕著な核形不整を認める。

図16. Pap. 染色（肺腺癌，胸水，強拡大）
孤立散在性に細胞を認める。細胞質の辺縁は明瞭である。

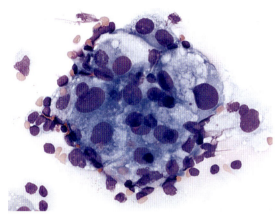

図17. Giemsa染色（肺腺癌，胸水，強拡大）
細胞質はレース状，泡沫状，空胞状を呈している。

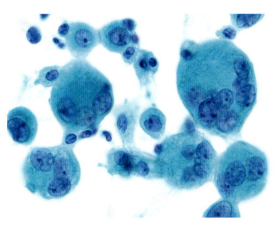

図18. Pap.染色（肺腺癌，胸水，強拡大）
ライトグリーンに淡染し，レース状や泡沫状の細胞質を有する多核巨細胞を認める。

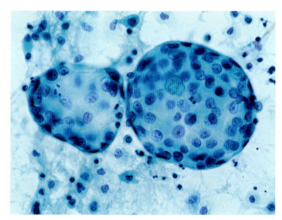

図19. Pap.染色（肺腺癌，胸水，強拡大）
ミラーボール状細胞集塊を認める。

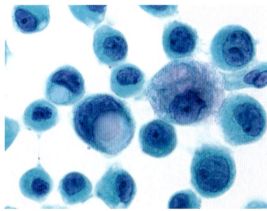

図20. Pap.染色（胆囊低分化腺癌，腹水，強拡大）
粘液により核が圧排され印環細胞様の形態を呈している。

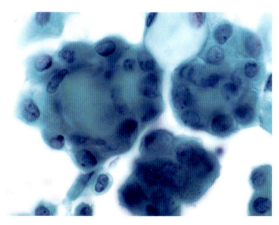

図21. Pap.染色（卵巣明細胞癌，胸水，強拡大）
II型collagenous stromaを伴う細胞集塊を認める。

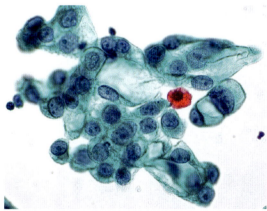

図22. Pap.染色（高異型度漿液性癌，胸水，強拡大）
空胞状の細胞質を呈する細胞集塊やオレンジG好性細胞を認める。

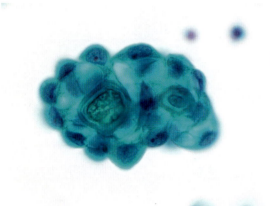

図23. Pap. 染色（低異型度漿液性癌，胸水，強拡大）
細胞集塊の左方に石灰化小体を認める。

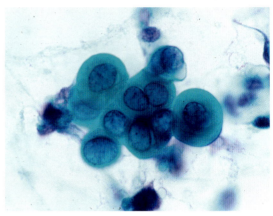

図24. Pap. 染色（肺扁平上皮癌，胸水，強拡大）
細胞質はライトグリーンに好染し，重厚性を示している。

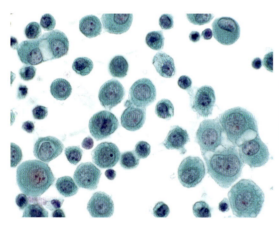

図25. Pap. 染色（反応性中皮，胸水，強拡大）
孤立散在性あるいは平面的小集塊として出現している。核は腫大し，軽度の大小不同を示す。核小体は腫大している。

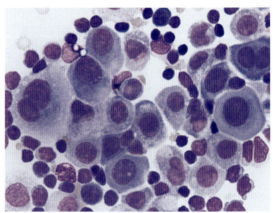

図26. Giemsa 染色（反応性中皮，胸水，強拡大）
核は腫大し，2核細胞も出現。細胞質は好塩基性を呈している。

6. 病理診断

Ⅰ．中皮腫検体の病理診断報告様式

表1．中皮腫検体の病理診断報告様式

臨床情報

①	臨　床　病　歴	X線所見（びまん性・限局性・多発性・胸水貯留・気胸・その他） 悪性腫瘍の既往/*BAP1*関連腫瘍の罹患歴（　　　　　　　　　　　　）
②	術　前　治　療	薬物療法　　放射線療法　　その他（　　　　　　　　　　　　　　　）
③	臨床画像所見	腫瘤陰影（あり・なし）

病理所見

①	採　取　部　位		胸膜　　腹膜　　心膜　　精巣鞘膜　　その他（　　　　　　　　）
②	検体採取方法		生検（経皮針生検・胸腔鏡下生検・開胸生検） 手術〔部分的胸膜切除術（PP）・胸膜切除/肺剝皮術（P/D）・広汎胸膜切除/肺剝皮術 　（extended P/D）・胸膜肺全摘術（EPP）・開腹術・その他〕 病理解剖　　その他（　　　　　　　　　　　　　　　　　　　　）
③	検　　体	胸　膜	壁側胸膜　　臓側胸膜　　葉間胸膜　　肺　　横隔膜　　縦隔脂肪組織 心膜　　胸内筋膜　　胸壁　　肋骨　　脊椎　　対側胸膜　　ポート部位
		腹　膜	腹膜　　大網　　卵巣（右・左）　　卵管（右・左）　　子宮　　その他
④	病変の部位	胸　膜	壁側胸膜　　臓側胸膜　　葉間胸膜　　肺　　横隔膜　　縦隔脂肪組織 心膜　　胸内筋膜　　胸壁　　肋骨　　脊椎　　対側胸膜　　ポート部位
		腹　膜	腹膜　　大網　　卵巣（右・左）　　卵管（右・左）　　子宮　　その他
		その他	リンパ節　　その他（　　　　　　　　　　　　　　　　　　　　　）
⑤	腫瘍の大きさ		腫瘍の最大径（最大の厚み）（　　　　　mm×　　　　　mm×　　　　　mm）
⑥	組　　織　　型		前浸潤性　　上皮様　　肉腫様　　二相性
⑦	組織学的グレード		Low-grade　　　High-grade（上皮様のみ）
⑧	切除断端（EPPのみ）		なし・あり（部位　　　　　　　　　　　　　　　　　　　　　　　）
⑨	浸　潤　部　位 （胸　膜）		同側胸膜　　葉間胸膜　　同側肺実質　　横隔膜（非貫通性・貫通性） 縦隔脂肪組織　　心膜（非貫通性・貫通性）　　胸内筋膜 胸壁（孤立性・びまん性）　　肋骨　　縦隔臓器（心臓・脊椎・食道・気管・大血管）　　対側胸膜　　悪性心囊水
⑩	リンパ節転移		なし・あり（部位　　　　　　　　　　　　　　　　　　　　　　　）
⑪	病　理　病　期 胸膜（AJCC-TNM第9版）		pT　　　pN

免疫組織化学的染色（陽性抗体2種以上が陽性，陰性抗体2種以上が陰性）

		陽性抗体		陰性抗体	
①	上　　皮　　様 胸膜中皮腫	calretinin　　WT1　　D2-40 HEG1		CEA　　TTF-1　　napsin A　　claudin-4	
②	上　　皮　　様 腹膜中皮腫	calretinin　　WT1（注意点はp102, 104を参照）　　D2-40　　HEG1		ER, PgR, PAX8（女性の場合） CEA（男性の場合）　　claudin-4	
③	肉　　腫　　様 中　皮　腫	CAM5.2　　CK AE1/AE3		他の肉腫との鑑別に用いられる抗体 S100　　CD34　　actin（HHF-35・SMA） その他（　　　　　　　　　　　　　　　　）	

補助的検査

①	BAP1（免疫組織化学的染色）	蛋白の消失（p85参照）（なし・あり・未実施）
②	MTAP（免疫組織化学的染色）	蛋白の消失（p86参照）（なし・あり・未実施）
③	*CDKN2A*（FISH）	ホモ接合性欠失　　　（なし・あり・未実施）

Ⅱ．組織分類の方針

　中皮腫瘍の組織分類は，WHO Classification of Tumours series, 5th ed. Thoracic Tumours (2021)[1]，Female Genital Tumours (2020)[2]，Urinary System and Male Genital Tumours (2022)[3] に記載されているが，わが国では，WHO 分類に従って，肺癌取扱い規約（第 8 版補訂版，2021)[4]，卵巣腫瘍・卵管癌・腹膜癌取扱い規約 病理編（第 2 版，2022)[5]，精巣腫瘍取扱い規約（第 4 版，2018)[6]，縦隔腫瘍取扱い規約（第 1 版，2009)[7]などに中皮腫瘍の組織分類が記載されている。

　しかし，中皮腫瘍はいずれの部位でも稀な腫瘍であることから記載内容は少なく，最近，急激に増加した中皮腫の病理診断への対応には不十分である。また，中皮腫は，石綿（アスベスト）への職業ばく露，環境ばく露がその成因に深く関わっていることから，労働者災害補償保険法，石綿健康被害救済法，建設アスベスト給付金制度による患者の補償，救済の対象疾患でもある。これらの申請の中には，病理学的所見や免疫組織化学的染色などの検討が不十分なために，判定までに長い時間を要する症例がある。本取扱い規約は，病理診断，特に，胸膜中皮腫，腹膜中皮腫の組織分類と鑑別診断を中心に記載した。なお，これまでわが国では上皮型中皮腫，肉腫型中皮腫，二相型中皮腫の名称が用いられてきたが，今回の改訂を契機に WHO 分類の英語表記との整合性をとって，上皮様中皮腫，肉腫様中皮腫，二相性中皮腫と訳すこととし，今後はこれらの名称を使用する。

　2021 年に WHO Classification of Tumours series, 5th ed. Thoracic Tumours が刊行された。WHO 分類第 4 版（2015）からの主な変更点は，以下の通りである。

・補助的検査により以下の診断が可能

　　Mesothelioma *in situ*

　　浸潤所見を判断できない標本（小さな生検標本や細胞診標本など）

・高分化乳頭状中皮腫を高分化乳頭状中皮腫瘍に変更

・悪性中皮腫を中皮腫に変更

・上皮様中皮腫を組織構造，細胞所見，間質所見により分類

・上皮様中皮腫のグレード分類

・リンパ組織様所見を有する中皮腫の定義

・移行性所見を有する中皮腫の定義

・リンパ組織様所見を有する中皮腫と多形性所見を有する中皮腫は上皮様中皮腫あるいは肉腫様中皮腫に分類する

・以下は生検標本と手術標本で診断基準が異なる

　　二相性中皮腫

　　線維形成性所見を有する中皮腫

　記載内容は，上記の WHO 分類第 5 版，肺癌取扱い規約，卵巣腫瘍・卵管癌・腹膜癌取扱い規約，肺癌診療ガイドライン—悪性胸膜中皮腫・胸腺腫瘍を含む（2023 年版)[8]，中央環境審議会の「医学的判定に係る資料に関する留意事項」（2024 年 1 月 30 日一部改訂)[9]，Guidelines for Pathologic

Diagnosis of Malignant Mesothelioma 2023 Update of the Consensus Statement From the International Mesothelioma Interest Group（IMIG2023）[10]，AFIP Atlases of Tumor and Non-Tumor Pathology Series 5. Tumors of the Serosal Membranes（2022）[11]，WHO 第 5 版に基づく胸部腫瘍組織分類（2022）[12]などに準拠した。なお，鑑別診断に有用な抗体や遺伝子検索法は 2024 年 11 月現在，その有用性が確立されているものを提示した。

Ⅲ．検体の取り扱い・切り出し方法

　胸膜中皮腫の外科治療には，胸膜肺全摘術（EPP）と胸膜切除/肺剥皮術（P/D）がある．手術材料は，TNM分類のpT1因子（壁側胸膜，臓側胸膜），pT2因子（葉間胸膜，同側肺実質，非貫通性横隔膜），pT3因子（縦隔脂肪組織，非貫通性心膜，胸内筋膜，孤立性胸壁軟部組織）について病理学的に検討する必要がある．pT4は浸潤・進展が高度で切除不能な病期であり，手術材料において pT4因子（肋骨，縦隔臓器，びまん性胸壁，貫通性横隔膜，貫通性心膜，対側胸膜への直接進展，悪性心囊水）を評価することは，貫通性心膜浸潤や一部の縦隔臓器浸潤を除けば，ほとんどない．

　EPPの手術材料（壁側胸膜，肺組織）は，気管支からホルマリン固定液を滴下・注入して肺組織を固定するとともに，注射器を用いて胸壁剥離面からホルマリン固定液を腫瘍内に注入し，胸腔領域を十分に固定することが理想的である．至適な切り出し方法，手順については各施設で決めておくことが勧められるが，冠状断に割面を入れて腫瘍の広がりを肉眼的に調べ，壁側胸膜および臓側胸膜と肺実質を含めて切り出し，検索する手順が一般的である．壁側胸膜の剥離面（切除断端）については，顕微鏡的遺残腫瘍の有無を調べることを念頭において複数の部位を切り出す．横隔膜，縦隔脂肪組織，心膜，気管支断端についても腫瘍浸潤を検討できるように切り出す．生検施行創や胸腔穿刺創から連続する胸壁組織が切除されている場合は，腫瘍浸潤を検討できるように切り出す．

　P/Dの手術材料（壁側胸膜，臓側胸膜）は，ゴム板などに貼り付けて伸展させ，ホルマリン固定液に浸して固定する．病変が検索しやすくなるばかりではなく，胸膜の組織構築が保たれて病理組織学的検索が比較的容易に行える利点がある．また，腫瘍の進展を検討するために，異常と思われる部位だけではなく正常にみえる部位も切り出しておくことが大切である．壁側胸膜および臓側胸膜の剥離面（切除断端）については，顕微鏡的遺残腫瘍の有無を調べることを念頭において複数の部位を切り出す．横隔膜，心膜，縦隔脂肪組織，胸壁（生検部位，胸腔穿刺部位）が切除・摘出されている場合は，腫瘍浸潤を検討できるように切り出す．

　胸腔鏡下胸膜生検材料も，ゴム板などに貼り付けて伸展させ，ホルマリン固定し，内視鏡的切除材料のように割を入れ，標本を作製する．

附記：壁側胸膜と胸壁の解剖

　壁側胸膜の基本的な組織像を図1a, bに示す．胸膜の表面に一層の中皮細胞が並び，その下に薄い中皮下層があり，さらにその下に内弾力膜がある．内弾力膜と外弾力膜の間に結合組織層，脂肪組織を認める．内弾力膜，外弾力膜は細かい弾力線維よりなる．炎症や腫瘍が存在すると，胸膜の構造は不明瞭になりやすい．結合組織層，脂肪組織が不明瞭で，内弾力膜の外側に複数の弾力線維が存在することや（図1c），内弾力膜，外弾力膜が消失していることがある．

　外弾力膜の外側に胸内筋膜がある．胸内筋膜は連続した構造ではない．胸内筋膜の外側に，脂肪組織，横紋筋組織，肋骨が存在する（図2a；「2．画像診断」図1，p11参照）．弾力線維は外弾力膜から連続して，脂肪組織，横紋筋組織の間を斜めに走行し，肋骨の骨膜に付着し，壁側胸膜を胸

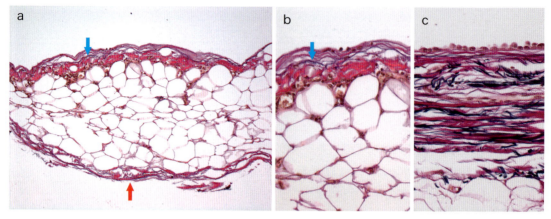

図1. 壁側胸膜の解剖

a, b. 胸膜の表面に一層の中皮細胞が並び，その下に薄い中皮下層があり，さらにその下に内弾力膜（青矢印）がある（a, b）。内弾力膜と外弾力膜（赤矢印）の間に結合組織層，脂肪組織を認める。内弾力膜，外弾力膜は細かい弾力線維よりなる（b）。

c. 結合組織層，脂肪組織が不明瞭で，内弾力膜の外側に複数の弾力線維が存在することもある。

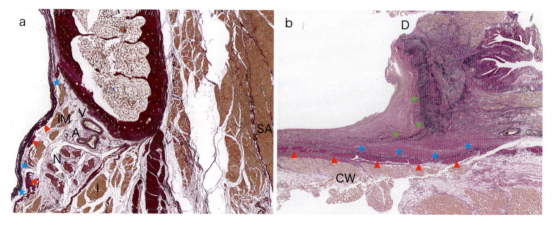

図2. 壁側胸膜と胸壁の解剖

a. 外弾力膜（★）の外側に胸内筋膜（▲）がある。胸内筋膜は連続した構造ではない。胸内筋膜の外側に，脂肪組織，横紋筋組織，肋骨が存在する。弾力線維が外弾力膜から連続して，脂肪組織，横紋筋組織の間を斜めに走行し，肋骨の骨膜に付着する。V：肋間静脈，A：肋間動脈，N：肋間神経，IM：最内肋間筋，I：内肋間筋，SA：前鋸筋。

b. 外弾力膜（★）および胸内筋膜（▲）は胸腔から腹腔へ連続している。内弾力膜（★）は胸壁から横隔膜の弾力膜に移行する。CW：胸壁，D：横隔膜。

壁に対して固定している。肋骨横隔膜角において，胸内筋膜および外弾力膜は胸腔から腹腔へ連続し，内弾力膜は胸壁から横隔膜の弾力膜に移行する（図2b）。

Ⅳ．組織分類

1．胸膜・心膜腫瘍の分類

WHO Classification of Tumours, 5th ed. Thoracic Tumours（2021）[1]による胸膜腫瘍の分類に準拠した。

ICD-O コード（ver. 3.2）

中皮腫瘍	Mesothelial tumors	
中皮腫	Mesothelioma	
びまん性中皮腫	Diffuse mesothelioma	9050/3
上皮様中皮腫	Epithelioid mesothelioma	9052/3
肉腫様中皮腫	Sarcomatoid mesothelioma	9051/3
二相性中皮腫	Biphasic mesothelioma	9053/3
限局性中皮腫	Localized mesothelioma	9050/3
良性および前浸潤性中皮腫瘍	Benign and preinvasive mesothelial tumors	
前浸潤性中皮腫	Mesothelioma *in situ*	9050/2
高分化乳頭状中皮腫瘍	Well-differentiated papillary mesothelial tumor	9052/1
アデノマトイド腫瘍	Adenomatoid tumor	9054/0
血液リンパ系腫瘍	Hematolymphoid tumors	
原発性体腔液リンパ腫	Primary effusion lymphoma	9678/3
慢性炎症関連びまん性大細胞型 B 細胞リンパ腫	Diffuse large B-cell lymphoma associated with chronic inflammation	9680/3
間葉系腫瘍	Mesenchymal tumors	
デスモイド型線維腫症	Desmoid fibromatosis	8821/1
孤在性線維性腫瘍	Solitary fibrous tumor	8815/1
石灰化線維性腫瘍	Calcifying fibrous tumor	8817/0
類上皮血管内皮腫	Epithelioid hemangioendothelioma	9133/3
血管肉腫	Angiosarcoma	9120/3
滑膜肉腫	Synovial sarcoma	9040/3

注（胸膜・心膜腫瘍，腹膜腫瘍，傍精巣中皮腫瘍 共通）：ICD-O コードの/0，/1，/2，/3，/6 は，それぞれ良性，境界悪性・悪性度不明，上皮内，悪性（原発部位），悪性（転移部位）を意味する。高分化乳頭状中皮腫瘍は胸膜では ICD-O コード 9052/1（境界悪性・悪性度不明）が付与されているが，腹膜および傍精巣では 9052/0 として良性腫瘍に分類されている。

2. 腹膜腫瘍の分類

WHO Classification of Tumours, 5th ed. Female Genital Tumours (2020)[2]，卵巣腫瘍・卵管癌・腹膜癌取扱い規約 病理編（第2版，2022）[5]による腹膜腫瘍の分類に準拠した。

ICD-O コード（ver. 3.2)

中皮腫瘍	Mesothelial tumors	
中皮腫	Mesothelioma	9050/3
上皮様中皮腫	Epithelioid mesothelioma	9052/3
肉腫様中皮腫	Sarcomatoid mesothelioma	9051/3
二相性中皮腫	Biphasic mesothelioma	9053/3
良性および前浸潤性中皮腫瘍	Benign and preinvasive mesothelial tumors	
高分化乳頭状中皮腫瘍	Well-differentiated papillary mesothelial tumor	9052/0
アデノマトイド腫瘍	Adenomatoid tumor	9054/0
ミューラー管型上皮性腫瘍	Epithelial tumors of Müllerian type	
漿液性境界悪性腫瘍	Serous borderline tumor	8442/1
低異型度漿液性癌	Low-grade serous carcinoma	8460/3
高異型度漿液性癌	High-grade serous carcinoma	8461/3
腹膜に特有な間葉系腫瘍	Mesenchymal tumors specific to peritoneum	
播種性腹膜平滑筋腫症	Leiomyomatosis peritonealis disseminata	8890/1
デスモイド型線維腫症	Desmoid fibromatosis	8822/1
石灰化線維性腫瘍	Calcifying fibrous tumor	8817/0
消化管外間質腫瘍	Extragastrointestinal stromal tumor	8936/3
孤在性線維性腫瘍	Solitary fibrous tumor	8815/1
類内膜間質肉腫	Endometrioid stromal sarcoma	8931/3
線維形成性小型円形細胞腫瘍	Desmoplastic small round cell tumor	8806/3
腫瘍様病変	Tumor-like lesions	
中皮過形成	Mesothelial hyperplasia	
腹膜封入嚢胞	Peritoneal inclusion cysts	9055/0
移行上皮化生	Transitional cell metaplasia	
卵管内膜症	Endosalpingiosis	
組織球性結節	Histiocytic nodule	
異所性脱落膜	Ectopic decidua	
脾症	Splenosis	
転移性腫瘍	Metastases to the peritoneum	
癌および肉腫	Carcinomas and sarcomas	
腹膜偽粘液腫	Pseudomyxoma peritonei	8480/6
膠腫症	Gliomatosis	

3. 傍精巣中皮腫瘍の分類

WHO Classification of Tumours, 5th ed. Urinary and Male Genital Tumours (2022)[3]による傍精巣中皮腫瘍の分類に準拠した。

ICD-O コード (ver. 3.2)

傍精巣中皮腫瘍	Paratesticular mesothelial tumors	
中皮腫	Mesothelioma	9050/3
高分化乳頭状中皮腫瘍	Well-differentiated papillary mesothelial tumor	9052/0
アデノマトイド腫瘍	Adenomatoid tumor	9054/0

V．胸膜腫瘍

1．びまん性中皮腫 Diffuse mesothelioma 9050/3

定義
胸膜，腹膜などの漿膜に沿って広がる，中皮への分化を示す悪性腫瘍。

解説
通常，漿膜に沿って，びまん性，あるいは多結節性に浸潤増殖することがほとんどであり，胸膜中皮腫は進行すると肺を鎧状に取り囲むような増殖パターンを示す。さらに，胸壁や肺実質，心嚢，横隔膜へ直接浸潤する。リンパ節転移を認めることもある。しかし，早期に発見された場合，必ずしもびまん性の病変ではなく，小隆起病変として発見される場合もある。いったん消失した片側性の胸水が数カ月後に再度出現し，中皮腫と診断されることもある。特殊な場合として，気胸で発見される場合，胸膜ではなく肺内に病変が見つかる場合（肺内中皮腫），胸膜から肺実質に進展して置換性増殖 lepidic growth を示す場合などがある。遠隔転移は初期には稀だが，進行するとみられる。鑑別疾患は，癌腫の胸膜転移と間葉系腫瘍であるが，胸水のみを指摘された場合は胸膜炎も鑑別に挙がる。

1）上皮様中皮腫 Epithelioid mesothelioma 9052/3

定義
上皮様の形態を示すびまん性中皮腫。

解説
上皮様中皮腫は類円形の上皮様細胞の増殖からなり，通常これらが接着した構造を示すが，個々単離して線維性結合組織内にみられる場合もある。細胞異型は目立たないことが多い。上皮様中皮腫は以下に記すように多彩な組織構築パターン，細胞学的特徴を示すが，多くの症例ではこれらの組織構築，細胞形態のうち複数が混在して存在する。線維性間質はほとんどないものから顕著なものまで様々で，細胞成分に乏しく硝子化が強い場合と，紡錘形細胞の密度が高い場合がある。間質の量が多く紡錘形細胞密度が高い症例では，二相性中皮腫との鑑別が問題となる場合がある（二相性中皮腫の項，p97 参照）。また，間質に顕著な粘液様変化を伴う場合は予後良好と関連する。WHO 分類第 5 版では，核異型度，核分裂像の数，壊死の有無に基づいて上皮様中皮腫に関してはグレード分類を行うことが提唱されている。

中皮細胞の増殖が悪性であることは，軟部組織（脂肪組織，骨格筋）や肺実質への浸潤を示すことが確実な根拠となるが，表層のみのサンプリングではこれが証明されず，診断に苦慮する場合がある。

鑑別すべき疾患として，癌腫の浸潤・転移（肺癌や他臓器からの転移），および反応性中皮過形成，悪性リンパ腫などが挙げられ，鑑別には免疫組織化学的染色や FISH 法などが有用である。

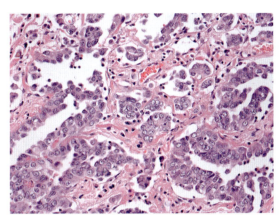 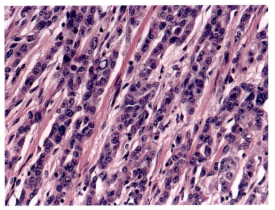

図3．上皮様中皮腫：腺管乳頭状　　　　　　　図4．上皮様中皮腫：索状
異型上皮様細胞が乳頭状および腺管形成を示して　異型上皮様細胞が索状に配列する。
増殖する。

その詳細は別項に示す（p79～86 参照）。

(1) 組織構築パターン architectural patterns
組織構築パターンは予後に関連するため，記載することが望まれる。

a．腺管乳頭状 tubulopapillary
異型上皮様細胞が乳頭状および腺管形成を示して増殖するもの（図3）。

b．索状 trabecular
異型上皮様細胞が索状配列を示して増殖するもの（図4）。

c．微小乳頭状 micropapillary
異型上皮様細胞が線維血管性の間質を伴わず，小乳頭状構造を示して増殖するもの（図5）。本構築があるとリンパ管侵襲をきたしやすい傾向があり，予後不良を予測する。

d．充実性 solid
異型上皮様細胞が充実性増殖を示すもの（図6）。微小乳頭状と同様に予後不良を予測する。

e．アデノマトイド adenomatoid
異型性の低い扁平化した上皮様細胞が小囊胞状構造を示すもの（図7）。良性のアデノマトイド腫瘍（p101 参照）との鑑別が問題となる場合があるが，明らかな浸潤像を認める。腫瘍の全体像を把握できるような組織採取法が推奨される。

(2) 細胞学的特徴 cytological features
細胞形態は予後に関連するため，記載することが望まれる。

a．淡明細胞 clear cell
グリコーゲンや脂質の貯留により淡明な細胞質を有するもの（図8）。腎細胞癌などとの鑑別が必要な場合がある。

b．ラブドイド rhabdoid
豊富な細胞質と偏在核をもつ細胞が個々単離して，あるいは緩い結合性を示しつつ増殖するもの（図9）。細胞質には硝子化した胞体内封入体様構造が存在し，予後不良を予測する。

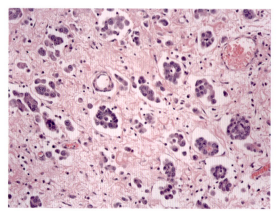

図5. 上皮様中皮腫：微小乳頭状
異型上皮様細胞が線維血管性の間質を伴わず，小乳頭状構造を示す。本構築があるとリンパ管侵襲をきたしやすい傾向がある。

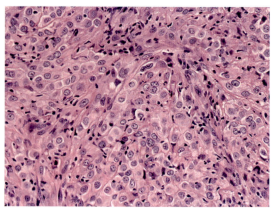

図6. 上皮様中皮腫：充実性
異型上皮様細胞が充実性増殖を示す。

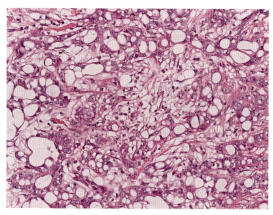

図7. 上皮様中皮腫：アデノマトイド
異型性の低い扁平化した上皮様細胞が小嚢胞状構造を示す。良性腫瘍のアデノマトイド腫瘍（p101参照）と形態は類似するが，明らかな浸潤像を有する。

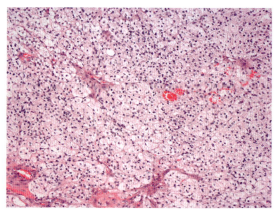

図8. 上皮様中皮腫：淡明細胞
グリコーゲンや脂質の貯留により淡明な細胞質を有する。腎細胞癌などとの鑑別が必要な場合がある。

c．脱落膜様　deciduoid

　豊富な好酸性～両染性の細胞質を有し，子宮内膜の脱落膜細胞様の形態を示すもの(図10)。

d．小細胞　small cell

　小型でN/C比の高い異型細胞が充実性・びまん性増殖を示すもの（図11）。小細胞癌やPNET（未分化神経外胚葉性腫瘍)/Ewing肉腫などとの鑑別が必要となる。詳細に検索すると通常の上皮様成分が存在することが多い。

e．印環細胞　signet ring

　豊富な細胞質内粘液により核が偏在した形態を示すもの。極めて稀である。

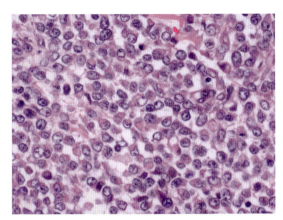

図9. 上皮様中皮腫：ラブドイド
豊富な細胞質と偏在核をもつ細胞が，個々単離して，あるいは緩い結合性を示しつつ増殖する。細胞質には硝子化した胞体内封入体様構造が存在する。

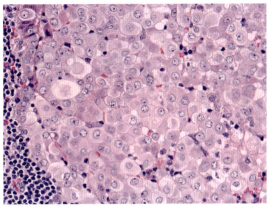

図10. 上皮様中皮腫：脱落膜様
豊富な好酸性～両染性の細胞質を有し，子宮内膜の脱落膜細胞様の形態を示す。

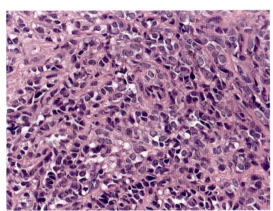

図11. 上皮様中皮腫：小細胞
小型でN/C比の高い異型細胞が充実性・びまん性増殖を示す。小細胞癌やPNET（未分化神経外胚葉性腫瘍）/Ewing肉腫などとの鑑別が必要。詳細に検索すると通常の上皮様成分が存在することが多い。

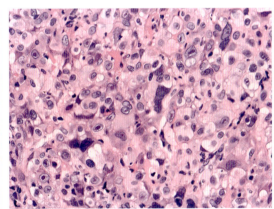

図12. 上皮様中皮腫：多形性
多形性を示す細胞や巨細胞が目立つ。

f．多形性 pleomorphic

多形性を示す細胞や巨細胞が目立つもの（図12）。予後不良を予測する。上皮様中皮腫，肉腫様中皮腫，二相性中皮腫のいずれの組織型の細胞所見にもなり得る。

g．リンパ組織球様 lymphohistiocytoid（図13）

組織球様形態を示す多角形の中皮腫細胞が，主にCD8陽性Tリンパ球の著明な浸潤により不明瞭化し，悪性リンパ腫あるいはリンパ上皮腫様癌に類似した所見を示す。リンパ球浸潤が著明なだけではリンパ組織球様とはしない。上皮様中皮腫，肉腫様中皮腫，二相性中皮腫のい

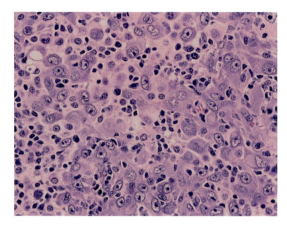

図13. 上皮様中皮腫：リンパ組織球様
組織球様形態を示す多角形の中皮腫細胞が，リンパ球の著明な浸潤により不明瞭化し，悪性リンパ腫あるいはリンパ上皮腫様癌に類似した所見を示す。

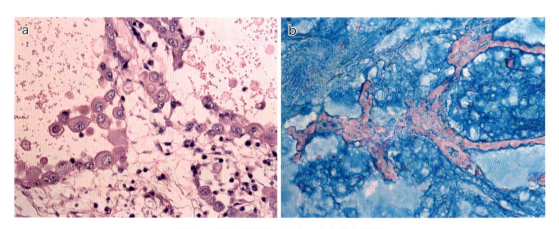

図14. 粘液様間質の目立つ上皮様中皮腫
背景に豊富な間質性粘液（多くはヒアルロン酸）を伴って腫瘍細胞が緩く結合して増殖している（a：HE染色，b：アルシアンブルー染色，pH2.5）。

ずれの組織型の細胞所見にもなり得る。

(3) 間質の特徴

上皮様中皮腫の5〜10%は，ヒアルロン酸に富む粘液様の間質 myxoid stroma を有する（図14）。予後良好を予測する。

(4) 胸膜上皮様中皮腫のグレード分類（図15，表2）

核異型度，核分裂像の数をそれぞれ3段階のスコア（1, 2, 3）で評価したのち，その合計を核グレード（Ⅰ，Ⅱ，Ⅲ）とする。次に壊死の有無により腫瘍グレード（Low-grade, High-grade）を決定する。グレード分類はびまん性上皮様中皮腫の生検および手術標本で行い，腫瘍内で組織像の heterogeneity がある場合は最も異型の強い領域で評価する。腫瘍グレードは予後に関連する。

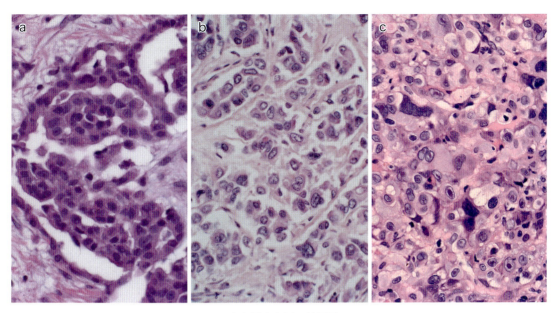

図15. 上皮様中皮腫の核異型スコア

a. スコア1：核形態は小型で円形，均一。核小体は目立たず，クロマチンパターンは微細顆粒状。
b. スコア2：核形態は中型で大小不同と形態不整を示す。核小体がみられ，クロマチンパターンは粗大顆粒状。
c. スコア3：核形態は大型で大小不同と多形性が目立つ。核小体が目立ち，クロマチンパターンは粗大顆粒状。

表2. 胸膜上皮様中皮腫のグレード分類

核異型スコア（A）	1：軽度	2：中等度	3：高度
核分裂像スコア（B）	1：≦1個/2 mm^2	2：2〜4個/2 mm^2	3：≧5個/2 mm^2
核グレード（A+B）	2〜3＝核グレードI	4〜5＝核グレードII	6＝核グレードIII
壊死	なし　　あり		
腫瘍グレード	Low-grade＝核グレードIあるいは核グレードIIで壊死を伴わないもの		
	High-grade＝核グレードIIで壊死を伴うものおよび核グレードIII		

(5) 主な鑑別疾患

　上皮様中皮腫の診断には各種癌腫（肺癌，胸腺癌，腎癌，乳癌などの浸潤・転移）との鑑別が重要である。また，早期中皮腫では反応性中皮細胞との鑑別も極めて重要である。病歴や臨床的な病変の広がりの把握など，臨床との連携も重要である。

　一般的に鑑別には免疫組織化学的染色を用いる（表3）。上皮様中皮腫の陽性マーカーとしてはcalretinin, Wilms tumor 1 (WT1), podoplanin (D2-40), cytokeratin 5/6 (CK5/6), HEG1を，陰性マーカーとしてはclaudin-4, carcinoembryonic antigen (CEA) などを用いる。肺腺癌との鑑別にはTTF-1, napsin Aを，肺扁平上皮癌との鑑別にはp40を，乳癌との鑑別ではestrogen receptor(ER), progesterone receptor(PgR), gross cystic disease fluid protein 15(GCDFP15), mammaglobin, 腎細胞癌との鑑別にはPAX8などが有用である。上皮様中皮腫と反応性中皮細

表 3．胸膜上皮様中皮腫と肺腺癌・肺扁平上皮癌の鑑別に有用な免疫組織化学的マーカー

マーカー	陽性率		局在
中皮腫陽性マーカー			
calretinin	胸膜中皮腫	：95%	核
	肺腺癌	：5〜10%	
	肺扁平上皮癌	：40%	
WT1	胸膜中皮腫	：88%	核
	肺腺癌	：ほぼ0%	
	肺扁平上皮癌	：2%	
podoplanin（D2-40）	胸膜中皮腫	：93%	細胞膜
	肺腺癌	：<3%	
	肺扁平上皮癌	：60%	
cytokeratin 5/6	胸膜中皮腫	：91%	細胞質
	肺腺癌	：5〜20%	
	肺扁平上皮癌	：98%	
HEG1	胸膜中皮腫	：94%	細胞膜
	肺腺癌	：ほぼ0%	
	肺扁平上皮癌*	：ほぼ0%	
肺腺癌・肺扁平上皮癌陽性マーカー			
claudin-4	胸膜中皮腫	：ほぼ0%	細胞膜
	肺腺癌	：99%	
	肺扁平上皮癌	：95%	
CEA	胸膜中皮腫	：<5%	細胞質
	肺腺癌	：84%	
	肺扁平上皮癌	：92%	
TTF-1	胸膜中皮腫	：ほぼ0%	核
	肺腺癌	：82%	
napsin A	胸膜中皮腫	：ほぼ0%	細胞質
	肺腺癌	：83%	
p40	胸膜中皮腫	：5%	核
	肺扁平上皮癌	：>95%	

*肺扁平上皮癌の約20%は細胞質が陽性になる。　　　　　　　IMIG2023[10]より作成

胞の鑑別には，免疫組織化学的染色で核における BAP1 の発現消失，細胞質における MTAP の発現消失，FISH 法で *p16/CDKN2A*（以下 *CDKN2A*）のホモ接合性欠失を確認することが有用である。

　以下に，鑑別が問題となる頻度が高い疾患との鑑別点を示す。

a．上皮様中皮腫と肺腺癌の鑑別

　上皮様中皮腫と肺腺癌は，HE 染色標本ではいずれも立方状ないし多角形の上皮様形態を示す腫瘍細胞が，乳頭状，腺管状，索状，胞巣状などのパターンを示して増殖する像を示すため，特に生検診断においては肺腺癌の胸膜浸潤と上皮様中皮腫の鑑別が困難な場合がある。

　上皮様中皮腫の診断に際しては，中皮腫の場合に陽性となる抗体および陰性となる抗体を，

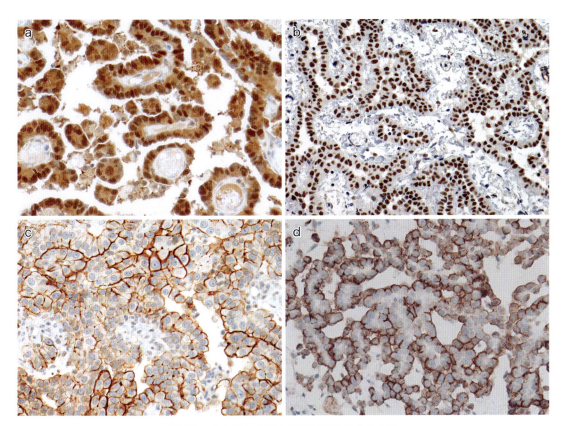

図 16. 上皮様中皮腫の免疫組織化学的染色像
a. Calretinin が腫瘍細胞の核および細胞質に陽性を示す（核がより強く陽性となる）。
b. WT1 が腫瘍細胞の核に陽性を示す。
c. D2-40 が腫瘍細胞の細胞膜に陽性を示す。
d. HEG1 が腫瘍細胞の細胞膜に陽性を示す。

それぞれ2抗体以上確認することが必須である。

中皮腫陽性マーカーとしては calretinin, WT1, D2-40, CK5/6, HEG1 などがあり, なかでも calretinin は使用することが強く推奨されている(図16)。しかし, calretinin, D2-40, CK5/6 は稀ながら肺腺癌でも陽性となる場合があること, WT1 は中皮腫に極めて特異度が高いが, 他のマーカーに比して感度がやや劣ることに留意する必要がある。一方, HEG1 は肺腺癌との鑑別においては特異度100%の中皮マーカーと報告されている。ただし, 扁平上皮癌や多形癌では細胞質が陽性となることがあり, 注意が必要である。

中皮腫陰性マーカー（肺腺癌陽性マーカー）としては claudin-4, CEA, TTF-1, napsin A などが知られている（図17）。いずれも感度・特異度ともに高く, 優れた鑑別診断マーカーである。Claudin-4, CEA は腺癌, 扁平上皮癌の両者に陽性となる。BerEP4 や MOC31 は上皮様中皮腫でも20%程度の例が陽性を示したとする報告もあり, 特異度の面で他のマーカーにやや劣ると考えられる。したがって, BerEP4, MOC31 陽性は決して中皮への分化を否定するものでない。

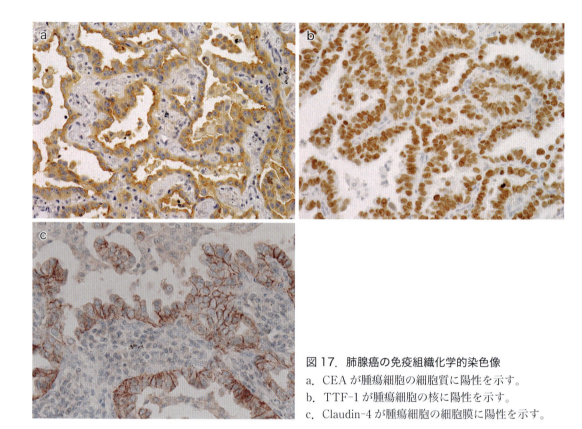

図 17. 肺腺癌の免疫組織化学的染色像
 a. CEA が腫瘍細胞の細胞質に陽性を示す。
 b. TTF-1 が腫瘍細胞の核に陽性を示す。
 c. Claudin-4 が腫瘍細胞の細胞膜に陽性を示す。

　免疫組織化学的染色の陽性，陰性の判断については，その陽性所見の局在が重要である。Calretinin, WT1, TTF-1 は核が，D2-40, HEG1, claudin-4 は細胞膜が染色されている場合に陽性と判定する。Calretinin は核での判定を推奨するが，細胞質のみ染色されている場合は判定に注意が必要である。また，中皮腫において claudin-4 が細胞質にドット状の陽性所見を示す場合があるが，これを陽性と判定してはならない。

b．上皮様中皮腫と肺扁平上皮癌の鑑別

　肺扁平上皮癌の多くは角化型であり，形態学的に角化像や細胞間橋が確認できるため，上皮様中皮腫と肺扁平上皮癌の鑑別を要する局面に遭遇する機会は少ない。しかし，上皮様中皮腫が乳頭状構造や腺管状構造を欠き，胞巣状，シート状，索状などの充実性増殖パターンを示す場合には，末梢発生の非角化型扁平上皮癌との鑑別が必要となる。

　上皮様中皮腫と肺扁平上皮癌の鑑別診断に関する知見は少ないが，代表的な中皮腫陽性マーカーである calretinin, WT1, D2-40, CK5/6 のうち，calretinin, D2-40 は肺扁平上皮癌においても約半数の例が陽性，CK5/6 は肺扁平上皮癌においてもほぼ全例が陽性となるため，これらのマーカーでは上皮様中皮腫と肺扁平上皮癌を鑑別することはできない。一方，WT1 は肺腺癌との鑑別診断の場合と同様に極めて特異度が高く，鑑別診断に有用である。形態学的に上皮様細胞の充実性増殖からなる腫瘍で，非角化型扁平上皮癌の可能性が否定できない場合は，中皮腫陽性マーカーの1つとして WT1 を使用し，CK5/6 の使用は避けることが強く推奨される。

表 4. 反応性中皮過形成と上皮様中皮腫の鑑別

	反応性中皮過形成	上皮様中皮腫
間質浸潤	ない	ある
細胞密度	高い場合もあるが，表面に限局	高い
乳頭状構造	単純 中皮細胞は単層	複雑 管状構造，中皮細胞は多層
間質	伴わない	伴う
壊死	稀	しばしば認める
炎症	ある	ほとんどない
増殖パターン	単調	膨張性結節，秩序がない
有用ではない所見	核分裂像，細胞異型	
補助的検査	*CDKN2A* のホモ接合性欠失（FISH），BAP1 の消失（免疫組織化学的染色），MTAP の消失（免疫組織化学的染色）	

IMIG2023[10]より作成

中皮腫陰性マーカー（肺扁平上皮癌陽性マーカー）としては p40, claudin-4, CEA などが知られている。Claudin-4，CEA は腺癌，扁平上皮癌の両者において陽性となり，上皮様中皮腫と扁平上皮癌の鑑別に有用である。上皮様細胞の充実性増殖からなる腫瘍で，非角化型扁平上皮癌の可能性が否定できない場合は，CEA，claudin-4 とともに p40 などの扁平上皮マーカーを併用する必要がある。

c．上皮様中皮腫と腎癌，乳癌などの癌腫の浸潤・転移との鑑別

胸腔には肺以外の様々な臓器を原発とする癌が転移し得るが，これらは，画像的に中皮腫様の広がりを示すことがある。したがって，他臓器の癌腫の有無の精査を十分に行うべきである。

腎細胞癌における中皮腫陽性マーカーの陽性率は，calretinin および WT1 では極めて低く，D2-40, CK5/6 はほぼ 0％である。一方，腎細胞癌では PAX8（85〜100％），claudin-4（90％），CD10（80％）の陽性率が高い。CD10 は腎細胞癌の多くが陽性を示すが，上皮様中皮腫の半数にも陽性を示すため，両者の鑑別診断には役立たない。

乳癌では ER，GCDFP15, mammaglobin, GATA3 が高頻度に陽性となる。しかし，トリプルネガティブ乳癌ではこれらの陽性率はやや低い。ER，GCDFP15, mammaglobin は中皮腫の陰性マーカーとして有用であるが，GATA3 は上皮様中皮腫の 1/3〜1/2 の症例で陽性となるため，両者の鑑別には役立たない。

婦人科系腫瘍の胸膜・胸腔転移は，腹膜中皮腫の項（p102）を参照されたい。

d．反応性中皮過形成と上皮様中皮腫の鑑別

反応性中皮過形成と上皮様中皮腫の鑑別点を表4に示す。反応性中皮過形成は細胞密度が高く細胞異型を示し，上皮様中皮腫に類似する（図18）。生検標本で上皮様中皮腫と診断できるのは，明らかな悪性腫瘍の所見としての異型性や腫瘍壊死を認める場合を除くと，胸壁の脂肪組織への浸潤所見あるいは肺実質への浸潤所見を認める場合である。しかし，明らかに腫瘍を形成している場合は，浸潤所見がなくても中皮腫と診断できる。胸膜内に中皮細胞が一列に並

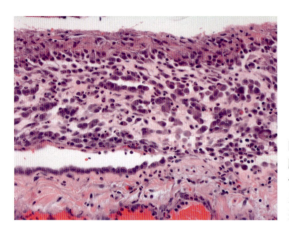

図18. 気胸に伴う反応性中皮過形成
臓側胸膜の表面に著明な中皮の増生を認める。反応性中皮細胞は索状配列，小腺腔形成を示し，水腫，炎症性細胞浸潤を伴う。左下の中皮細胞は一列に配列しているが，通常より細胞密度が高い。

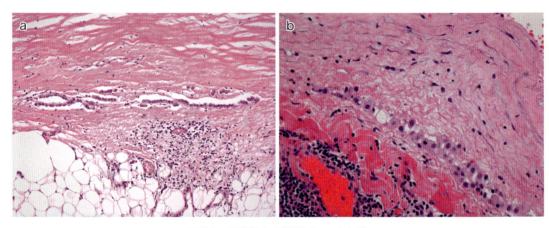

図19. 反応性中皮過形成 vs 中皮腫
a. 線維性に肥厚した胸膜内に，中皮細胞が一列に配列し，わずかに小腺腔を形成し，炎症性細胞浸潤を伴う。胸膜内に中皮細胞が一列に並ぶ所見は，通常は反応性中皮過形成である。FISHで*CDKN2A*のホモ接合性欠失を認めなかった。
b. 線維性に肥厚した胸膜内に，中皮細胞が一列に配列している。核のクロマチンが増量し，核の大小不同を認め，核の極性が乱れている。FISHで*CDKN2A*のホモ接合性欠失を認めた。胸膜内に中皮細胞が一列に並ぶ所見は，通常は反応性中皮過形成であるが，本症例は上皮様中皮腫の浸潤と診断した。*CDKN2A*ホモ接合性欠失やBAP1およびMTAP消失の検討が有用である。

ぶ所見は，通常は反応性中皮過形成である（図19）。

　胸膜表面に異型性を示す中皮細胞が，単層性あるいは多層性に認められるが浸潤所見がない場合は，上皮様中皮腫あるいは前浸潤性中皮腫 mesothelioma *in situ* と反応性中皮過形成の鑑別が困難である。しかし近年，以下に記すように，FISHによる*CDKN2A*のホモ接合性欠失，免疫組織化学的染色によるBAP1あるいはMTAPの消失は中皮腫および前浸潤性中皮腫のみに認められ，反応性中皮過形成ではみられず，両者の鑑別において有用であることが報告されている（図20）。ただし，これらのホモ接合性欠失や発現消失は中皮腫の全例にみられるわけではない。異型性の存在にもかかわらず，浸潤やこれらの欠失・消失が認められない場合には，atypical mesothelial hyperplasia あるいは atypical mesothelial proliferation と診断することが

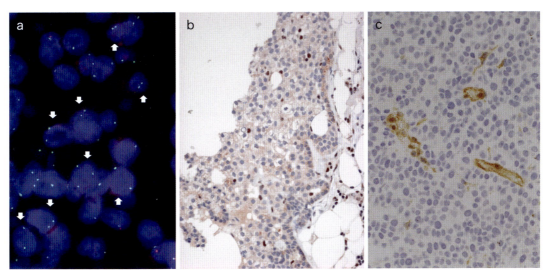

図20. CDKN2A ホモ接合性欠失,BAP1 消失,MTAP 消失
a. FISH による CDKN2A のホモ接合性欠失。ホモ接合性欠失を示す中皮腫細胞では CDKN2A を含む 9p21 領域の赤色のシグナルが2つとも失われて,セントロメアの青緑色のシグナル2つのみになる(矢印)。
b. BAP1 消失の免疫組織化学的染色像。
c. MTAP 消失の免疫組織化学的染色像。
BAP1,MTAP 変異のある中皮腫細胞は,BAP1 による核の染色性,MTAP による細胞質の染色性が消失している。いずれも,内在性陽性コントロールとしての間質細胞(bでは脂肪細胞の核,cでは血管内皮細胞の細胞質)および炎症細胞が染色されていることが重要である。

推奨されている。臨床的に悪性が疑われる場合は,再生検が必要である。

FISH による CDKN2A のホモ接合性欠失は,胸膜中皮腫の70%(上皮様および二相性中皮腫は70%に,肉腫様中皮腫は90〜100%)にみられる(図20a)。反応性中皮過形成には CDKN2A の欠失はみられない。しかし,肺腺癌,肺扁平上皮癌,肺肉腫様癌,膵臓癌,膀胱癌,骨肉腫,平滑筋肉腫,Ewing 肉腫などでも CDKN2A のホモ接合性欠失がみられるため,CDKN2A のホモ接合性欠失は他の腫瘍との鑑別には有用でない。あくまでも増殖細胞の中皮系起源を確認した後に,その良悪判定のために用いられるべきである。また,FISH 法による解析は,手技に精通した施設で行うことが勧められる。

免疫組織化学的染色による核の BAP1 の消失は上皮様中皮腫の60〜70%,二相性中皮腫の50〜60%の症例でみられるが,肉腫様中皮腫では稀である(図20b)。一方,反応性中皮過形成には BAP1 の消失はみられない。しかし,悪性黒色腫,肝内胆管癌,腎淡明細胞癌など,中皮腫以外の悪性腫瘍でも BAP1 の発現が消失する。したがって,中皮腫の診断における BAP1 は中皮への分化を確認し得るマーカーと併用することが重要である。また,BAP1 を免疫組織化学的染色で検討する場合に,背景の炎症性細胞の核が陽性であることが必要である。固定が悪い場合や,体腔液に溶血などの処理を加えた場合,背景の細胞も BAP1 が染色されないことがあり,このような場合には,異型細胞の BAP1 の染色性の判断をしてはならない。

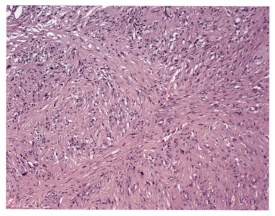 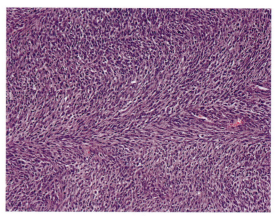

図21. 肉腫様中皮腫
高度の異型性を示す紡錘形細胞が錯綜配列を示して増殖をしている。

図22. 肉腫様中皮腫
核のクロマチンが増量した紡錘形細胞が錯綜配列, herring-bone pattern を示して増殖をしている。図21より細胞密度が高く, 滑膜肉腫を含む紡錘形細胞よりなる肉腫も鑑別に挙がるが, 融合遺伝子 SS18-SSX を認めず, CDKN2A のホモ接合性欠失を認めたため, 組織像や広がり方も考慮して肉腫様中皮腫と診断した。

　免疫組織化学的染色による細胞質の MTAP の消失は, FISH による CDKN2A ホモ接合性欠失の代替アッセイで, その約7割を捉えている。したがって MTAP の消失は胸膜中皮腫の約50％(上皮様および二相性中皮腫は50％に, 肉腫様中皮腫は60〜70％)にみられる(図20c)。CDKN2A ホモ接合性欠失と同様に他の腫瘍との鑑別には有用でなく, その反応性の判定にあたっては BAP1 と同様に内在性陽性コントロール細胞(炎症細胞や血管内皮細胞)の細胞質の陽性を確認したうえでの評価が必須である。

2) 肉腫様中皮腫 Sarcomatoid mesothelioma 9051/3

定 義

　中皮への分化を示す紡錘形の腫瘍細胞が, 胸膜, 腹膜などの漿膜に沿って広がる悪性腫瘍。

解 説

　細胞像・増殖パターンは多様で, 豊富な細胞質を有するものから細長い細胞質のものまであり, 細胞の長径は短径の2倍より大きく, 花むしろ状構造 storiform pattern あるいは特定の配列を示さない不規則な錯綜配列 patternless pattern を呈しながら増殖し, 脂肪組織や肺実質に浸潤する(図21)。細胞密度が高く, 紡錘形細胞よりなる肉腫に類似することもある(図22)。また, 横紋筋肉腫, 骨肉腫, 軟骨肉腫などの成分を伴うもの(異種性成分を含む肉腫様中皮腫)もある。免疫組織化学的染色で, keratin (AE1/AE3, CAM5.2 など)の検討が必須である。少なくとも部分的に keratin が陽性となる。しかし, 約5％の肉腫様中皮腫(異種性成分を含む肉腫様中皮腫では10％)では陰性となるので注意が必要である。中皮マーカーは報告により異なるが calretinin

V．胸膜腫瘍　87

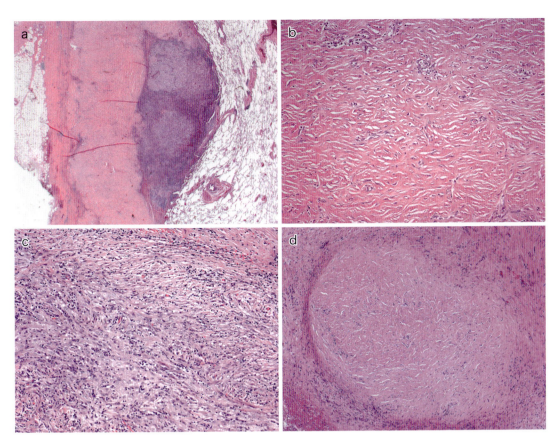

図23．線維形成性中皮腫
a．壁側胸膜は膠原線維の増生により肥厚し，肺実質に浸潤する部分は細胞密度が高い。
b．aの膠原線維の増生が強い部分の強拡大：膠原線維が硝子化を伴い増生している。スリット状の裂隙を認め，その中に異型性の軽い紡錘形細胞を認める。膠原線維が渦を巻くように配列している。
c．aの細胞密度が高い部分の強拡大：異型性を示す紡錘形細胞が流れるように配列している。炎症性細胞浸潤を伴う。
d．Expansile stromal nodule。周囲と細胞密度，色調が異なる結節を認める。

は40〜70％，D2-40は30〜90％，WT1は30〜40％で陽性になる。肺肉腫様癌との鑑別において，TTF-1，napsin A，p40の陽性所見は肺肉腫様癌を支持する。*CDKN2A*のホモ接合性欠失は高頻度（90〜100％）に認められ，線維性胸膜炎などの良性中皮増生性病変との鑑別にはFISHによる*CDKN2A*のホモ接合性欠失の検討は有用である。BAP1の消失は肉腫様中皮腫では頻度が低く（0〜63％，平均18％），鑑別診断にさほど有用ではない。

Keratinが陰性の肉腫様中皮腫の診断にあたっては慎重を期すべきである。組織所見のみならず画像所見が重要で，病変が胸膜や腹膜にびまん性に増殖しているか，肺や腹腔内臓器に腫瘤性病変はないか，という点を確認すべきである。組織学的には，中皮マーカーと癌腫のマーカーを確認するとともに，後述の鑑別対象となる肉腫（p94〜96参照）の可能性を除外しなければならない。予後は上皮様中皮腫よりも不良である。

特殊な形態を示す肉腫様中皮腫を，(1)〜(5)で解説する。

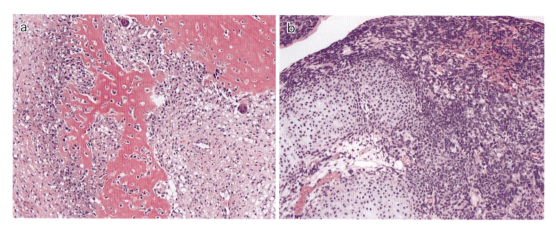

図 24. 異種性成分を含む中皮腫
a. 類円形の腫瘍細胞が増殖し，腫瘍性骨梁と腫瘍性 osteoid が認められる。
b. 軟骨肉腫様分化を示す。

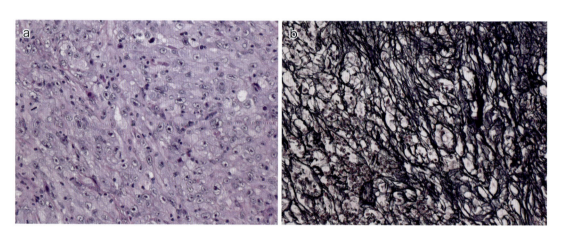

図 25. 移行性所見を有する中皮腫
a. 異型細胞が接着してシート状に増殖しているが，細胞形態が若干，紡錘形化している。上皮様中皮腫と肉腫様中皮腫の中間的な所見である。
b. 銀線維が個々あるいは数個の腫瘍細胞を囲んでいる。

(1) 線維形成性中皮腫 Desmoplastic mesothelioma 9051/3

　密な膠原線維の増生を伴いつつ，中皮腫細胞が花むしろ状構造 storiform pattern あるいは，patternless pattern を示して増殖するが，少なくともこれらの膠原線維が50％を超えなければならない（図23）。Expansile stromal nodule（周囲と細胞密度，色調が異なる結節）を認めることがある（図23d）。線維形成性中皮腫は，広汎胸膜切除/肺剥皮術（extended P/D）や胸膜肺全摘術（EPP）により腫瘍全体を観察できる場合に診断する。小さな生検標本では，線維形成性所見を有する中皮腫と診断する。

(2) 異種性成分を含む中皮腫 Mesothelioma with heterologous elements

　異種性成分として，骨肉腫（図24a），横紋筋肉腫，軟骨肉腫（図24b），あるいはこれらが混

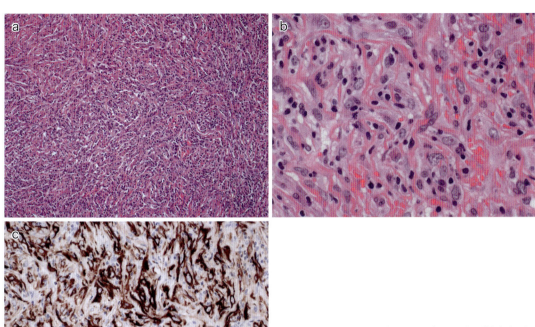

図 26. リンパ組織球様所見を有する肉腫様中皮腫
a. リンパ球浸潤が高度で，膠原線維が錯綜している。
b. 細い膠原線維，リンパ球浸潤の間に大型の核を有する細胞を散在性に認める。核網は微細で組織球様にみえる。核の大小不同，核縁の不整を認める。
c. 腫瘍細胞は紡錘形で CAM5.2 が陽性である。

在する中皮腫で，60〜70％が肉腫様中皮腫，30〜37％が二相性中皮腫，上皮様中皮腫は極めて稀である。胸膜原発骨肉腫および軟骨肉腫が鑑別に挙げられるが，非常に稀である。

(3) 移行性所見を有する中皮腫 Mesothelioma with transitional features

豊富な細胞質と腫大した核小体を有する細長いがふっくらとした細胞がシート状に配列し，形態が上皮様中皮腫と肉腫様中皮腫の中間的な特徴を示す（図25）。腫瘍細胞は肉腫様中皮腫細胞に比べてより円形で，上皮様中皮腫よりも接着性が緩く，鍍銀染色で銀線維が個々あるいは数個の腫瘍細胞を囲む。移行性所見を有する中皮腫は，肉腫様中皮腫と同様に予後が悪い。

(4) 多形性所見を有する中皮腫 Mesothelioma with pleomorphic features

豊富な細胞質と大型でクロマチンが増量した異型性の強い核を有する中皮腫。上皮様中皮腫，肉腫様中皮腫，二相性中皮腫に分類できる（上皮様中皮腫の細胞学的特徴，多形性の項，p77参照）。

(5) リンパ組織球様所見を有する中皮腫 Mesothelioma with lymphohistiocytoid features

主に CD8 陽性の T 細胞の高度の浸潤を認め，その中に組織球様の形態を示す多角形の腫瘍細胞を認める中皮腫（図26）。上皮様中皮腫，肉腫様中皮腫，二相性中皮腫に分類できる（上皮様中皮腫の細胞学的特徴，リンパ組織球様の項，p77参照）。

表5. 線維性胸膜炎と線維形成性中皮腫の鑑別

	線維性胸膜炎	線維形成性中皮腫
花むしろ状構造	目立たない	目立つ
間質浸潤	ない	ある
壊死	通常ない 表層の中皮細胞にみられることがある	細胞成分に乏しい膠原線維組織にみられる
zonation	ある	ない
病変の厚さ	均一	不均一 細胞密度の急激な変化を伴う無秩序な増殖
血管	胸膜に対して垂直方向に走行	血管は少なく，方向性を示さない
有用ではない所見	核分裂像，細胞異型，細胞密度	
補助的検査	MTAPの消失（免疫組織化学的染色），*CDKN2A*のホモ接合性欠失（FISH）	

IMIG2023[10]より作成

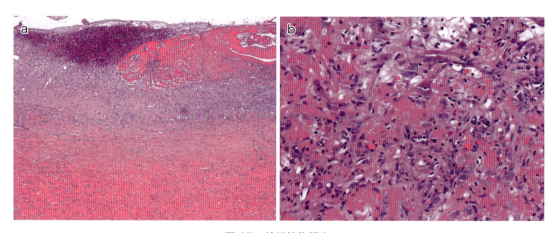

図27. 線維性胸膜炎

a. 表面に線維素が析出している。壁側胸膜は膠原線維の増生により肥厚をしている。表面に近い部分は細胞成分が豊富で，深部は細胞成分に乏しく，膠原線維の増生が目立つ（zonation）。

b. aの強拡大（表面に近い部位）：吸収されつつある線維素と炎症性細胞浸潤を認め，その中に異型性を示す紡錘形細胞を認める。核小体が腫大して奇怪な細胞もみられるが，核のクロマチンの増量はわずかである。FISHで*CDKN2A*のホモ接合性欠失を認めなかった。

(6) 主な鑑別診断

a. 線維性胸膜炎と線維形成性中皮腫の鑑別

　　線維性胸膜炎と線維形成性中皮腫の鑑別点を表5に示す。線維性胸膜炎も増生している細胞は異型性を示すことがあるため（図27〜29），細胞の異型性だけで線維性胸膜炎と線維形成性中皮腫を鑑別することはできない。浸潤所見，壊死，転移巣を認める場合，高度の異型性を示し明らかに肉腫様中皮腫成分あるいは上皮様中皮腫成分がある場合は，線維形成性中皮腫と診断できる。花むしろ状構造 storiform pattern は線維形成性中皮腫に目立ち，線維性胸膜炎には目立たない。線維性胸膜炎は zonation（表面は細胞密度が高く，紡錘形細胞に異型性を認める。

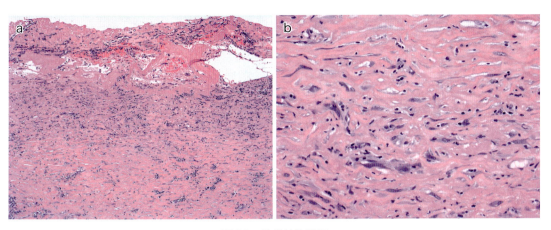

図 28. 線維性胸膜炎
a. 壁側胸膜の表面に線維素の析出と炎症性細胞浸潤を認める。表面に近い部分は細胞成分が豊富で，深部は細胞成分に乏しく，膠原線維の増生が目立つ（zonation）。
b. a の強拡大（表面に近い部位）：線維性に肥厚した胸膜内に異型性を示す紡錘形細胞を認める。核のクロマチンが増量している。炎症性細胞浸潤を伴う。FISH で *CDKN2A* のホモ接合性欠失を認めなかった。8 カ月後に新たな腫瘍を認めず，線維性胸膜炎と考えられる。

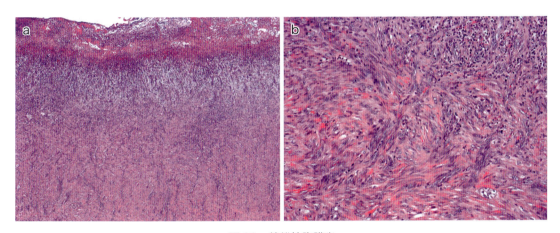

図 29. 線維性胸膜炎
a. 壁側胸膜の表面に線維素の析出と炎症性細胞浸潤を認める。表面に近い部位は毛細血管の新生が著明で，胸膜に対して垂直に配列をしている。
b. a の強拡大（深部）：紡錘形細胞が密に増生し，錯綜配列を示している。核のクロマチンの増量はわずかである。吸収されつつある線維素を認め，炎症性細胞浸潤を伴う。線維性胸膜炎は通常深部は細胞成分が低いが，この症例は深部にも密な紡錘形細胞の増生を認める。FISH で *CDKN2A* のホモ接合性欠失を認めなかった。

深部は細胞密度が低く，膠原線維が増生し，異型性はない）を認め（図 27a，28a，29a，30a），線維形成性中皮腫は zonation を認めない（図 23a）。病変の厚みが均一で，表面に異型細胞がみられる場合や（図 27b，28b），細い血管が胸膜表面に対して垂直に走行する場合は（図 29a），線維性胸膜炎を示唆する。

　秩序のない増殖を示し，厚みが不均一な場合は線維形成性中皮腫を示唆する。また，種々の

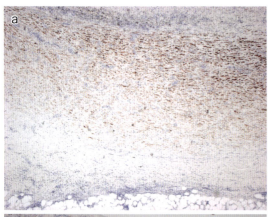
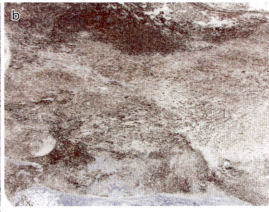
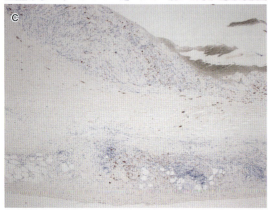

図30．CAM5.2の染色パターン
a．線維性胸膜炎：CAM5.2は，胸膜表面は強く染まり，深部になるにつれて薄くなる（zonation）。CAM5.2陽性細胞は，胸膜に対して平行に走行する。
b．肉腫様中皮腫：CAM5.2は，胸膜内でびまん性に陽性になる。左下の脂肪組織内にCAM5.2陽性細胞を認め，浸潤をしていることを示す。
c．線維形成性所見を有する肉腫様中皮腫：CAM5.2は胸膜表面で散在性に陽性だが，深部は陽性細胞が少ない。しかし，深部の脂肪組織内に陽性細胞を認め，浸潤をしていることを示す。

大きさのexpansile stromal noduleが存在し，その周囲と細胞密度が異なる場合も，線維形成性中皮腫を示唆する（図23d）。線維形成性中皮腫は毛細血管が目立たない（図23b）。

肉腫様中皮腫，線維形成性中皮腫の脂肪組織における浸潤所見はCAM5.2，CK AE1/AE3などのkeratinを染色するとよくわかる（図30b, c）。線維性胸膜炎も脂肪組織に入り込むことがあるが，keratinの染色性は弱い。FISHによる*CDKN2A*のホモ接合性欠失は，肉腫様中皮腫，線維形成性中皮腫はほぼ全例で認めるのに対して，線維性胸膜炎は認めないので，この鑑別に有用である。肉腫様中皮腫，線維形成性中皮腫は，免疫組織化学的染色によりMTAPの消失を評価できることがあり，線維性胸膜炎との鑑別に有用である（図31a, b）。線維形成性中皮腫は通常，免疫組織化学的染色によるBAP1の消失を認めないため，線維性胸膜炎との鑑別における有用性は低い。

b．肺の肉腫様癌と肉腫様中皮腫の鑑別（図32）

肺の紡錘細胞癌は紡錘形細胞がシート状に増殖し，腺腔形成や角化を認めない。肺の多形癌も紡錘形細胞や異型性の高度な細胞が特定の配列を示さずに増殖する。これらの肉腫様癌は肺内に結節を形成することが多いが，胸膜に限局性病変あるいはびまん性病変を形成することがある。肺の肉腫様癌の一部は，*MET* exon 14 splice-site mutationを認める。肉腫様中皮腫との鑑別は，免疫組織化学的染色で中皮マーカーであるcalretinin, WT1, D2-40と癌腫のマー

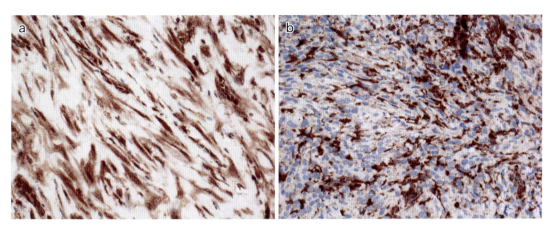

図31. MTAP の染色パターン
a. 線維性胸膜炎：MTAP の消失はない。
b. 肉腫様中皮腫：異型性を示す紡錘形細胞は MTAP が消失をしている。炎症性細胞や線維芽細胞は MTAP の消失を認めない。

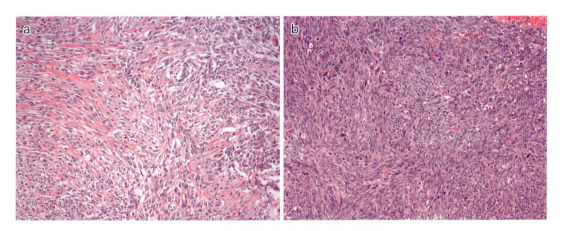

図32. 肉腫様中皮腫と肺多形癌の鑑別
a. 肉腫様中皮腫：異型性を示す紡錘形細胞が錯綜配列を示して増殖している。細胞間に膠原線維を認める。肺多形癌との鑑別が難しい。
b. 肺多形癌：異型性を示す紡錘形細胞が錯綜配列を示して増殖している。

カーである CEA，TTF-1，claudin-4 などを検討する。しかし，肉腫様中皮腫は中皮マーカーが陰性で CAM5.2，CK AE1/AE3 などの keratin のみが陽性になることが多い。肺の肉腫様癌は，CEA，TTF-1，MOC31，claudin-4 などが陰性であることが多いが，これらが部分的に弱く陽性である場合は，肺の肉腫様癌を示唆する。また，GATA3 がびまん性に強陽性である場合は，乳癌，尿路上皮癌が除外できれば，肉腫様中皮腫を示唆する。CAM5.2，CK AE1/AE3 などの keratin のみが陽性で中皮マーカーが陰性，癌腫のマーカーも陰性である場合，病変の主座が胸膜ならば肉腫様中皮腫が，肺内ならば肉腫様癌が疑われる。CAM5.2，CK AE1/AE3 などの keratin も陰性で，中皮マーカー，癌腫のマーカーも陰性である場合は，肉腫の可能性

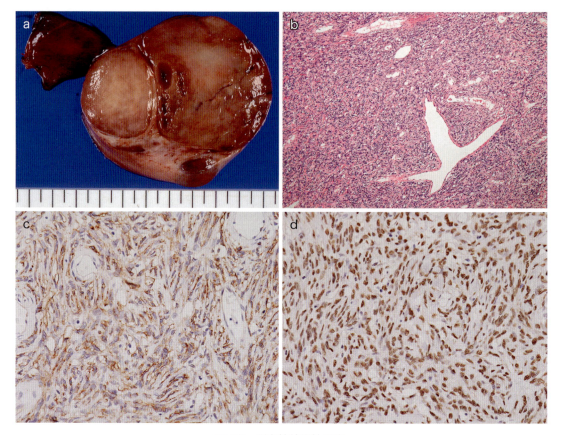

図 33. 孤在性線維性腫瘍
a. 肉眼像（割面）：腫瘍は臓側胸膜から有茎性に増殖している。割面は多結節性である。
b. 異型性の乏しい紡錘形細胞の錯綜配列よりなる。分岐した血管が介在する。
c. 免疫組織化学的染色 CD34：細胞質にびまん性に陽性である。
d. 免疫組織化学的染色 STAT6：核にびまん性に陽性である。

もあり，その鑑別が必要である。

c．肉腫などとの鑑別

ⅰ）孤在性線維性腫瘍 Solitary fibrous tumor 8815/1

定　義

臓側胸膜に発生することの多い間葉系細胞の腫瘍で，しばしば分岐した血管の増生を伴う。良性〜悪性まで種々の生物学的態度を示す。

解　説

臓側胸膜から胸腔内にしばしば有茎性に突出して増殖する。割面は膠原線維に富んだ白く硬いものから，浮腫が強く軟らかいものまで，様々である（図 33a）。基本的には，間葉系の紡錘形細胞が特定の配列を示さない不規則な錯綜配列 patternless pattern を示し，背景に血管周皮腫様の分岐血管 hemangiopericytoma-like vessels が介在する（図 33b）。細胞密度には粗密があり，循環障害に伴う浮腫，嚢胞性変化，線維化などの多彩な像を呈する。多く

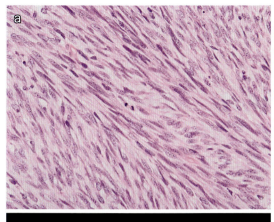
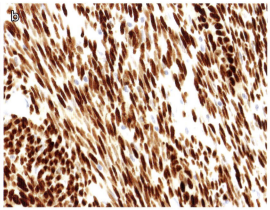
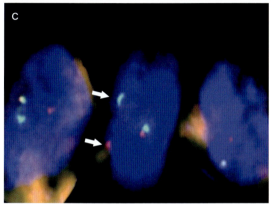

図34. 滑膜肉腫
a. 異型を伴う紡錘形細胞の束状あるいは錯綜性増殖をみる。核分裂像を散見する。
b. 免疫組織化学的染色 SS18-SSX：核にびまん性に陽性を示す。
c. FISH：SS18 locus の break-apart を認める（矢印）。

は良性の経過を示すが，悪性例も約10％存在し，5 cm を超える腫瘍径，浸潤性発育，高い細胞密度，核の多形性，核分裂像の増加（>2個/mm^2），壊死などがみられる場合は再発や転移のリスクが高くなる。現在，リスク階層化モデルが有用なものとして活用されている（WHO2021）。胸膜以外では，軟部組織（胸壁，縦隔，心膜，眼窩など），髄膜，腎臓など，全身の多くの臓器の報告がある。免疫組織化学的染色は，CD34，STAT6（核）が陽性になるのが典型的で（図33c，d），Bcl-2 や CD99 も陽性を示す。遺伝子異常としては，ほとんどの例で *NAB2-STAT6* 融合遺伝子が検出される。

ii）滑膜肉腫 Synovial sarcoma 9040/3

定義

特異的な染色体相互転座 t(X;18)(p11.2;q11.2) によって融合遺伝子 *SS18-SSX* を形成する間葉系肉腫で，紡錘形細胞成分のみのものを単相性滑膜肉腫とよび，それに混じって種々の程度の上皮性分化を示すものを二相性滑膜肉腫とよぶ。

解説

胸膜の滑膜肉腫は主に限局性の腫瘤を形成するが，ときにびまん性となる。一方，肉腫様中皮腫は主としてびまん性であるが，ときに限局性の腫瘤も形成する。滑膜肉腫は均一な短紡錘形細胞が束状あるいは錯綜配列を示し，血管周皮腫様パターンや細胞の粗密を伴う（図34a）。胸膜に生じるものは単相型が多く，ときに組織学的パターンが肉腫様中皮腫に類似し

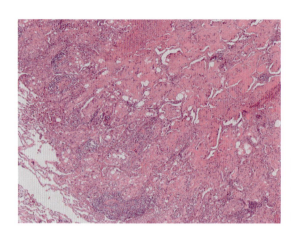

図35．類上皮血管内皮腫
上皮様の形態を示す血管内皮細胞が，硝子性あるいは粘液腫様基質を背景に増殖し，腫瘍辺縁では細胞密度が高い。

(図22)，keratin, vimentin, calretinin, epithelial membrane antigen（EMA）が陽性になるなど，免疫組織化学的染色の結果も共通点が多い．滑膜肉腫はTLE1が陽性になるが，肉腫様中皮腫もTLE1が陽性になるため，鑑別に用いることはできない．滑膜肉腫の診断には，*SS18-SSX1/2/4*融合遺伝子の証明が望まれる（図34c）．肉腫様中皮腫においては，この転座は認められない．近年この融合遺伝子産物のうちSS18-SSXに対する特異的なモノクローナル抗体が開発され感度・特異度も高く診断に有用である（図34b）．FISHによる*CDKN2A*のホモ接合性欠失は肉腫様中皮腫では高頻度（90〜100％）にみられるが，滑膜肉腫ではみられない．

iii）類上皮血管内皮腫　Epithelioid hemangioendothelioma　9133/3

定 義

上皮様形態をとる低悪性ないし悪性の血管系腫瘍で，骨，軟部組織，肝臓，肺などに認められるものと同様である（図35）．

解 説

類円形，多角形，紡錘形の腫瘍細胞が硝子性あるいは粘液腫様基質を背景に鎖状，索状に連なる上皮様形態を呈す．小型の胞巣を形成することもあり，腫瘍の辺縁に近いほど細胞密度が高くなる．細胞質は好酸性で，原始血管腔と考えられている境界明瞭な細胞質内空胞が特徴的で，赤血球を入れていることもある．核異型度は血管肉腫に比して弱く，出血は稀である．免疫組織化学的染色では25〜40％でkeratinやEMAが陽性を示すが，CD31, CD34, ERGなどの血管内皮細胞マーカーが陽性であることから癌腫や中皮腫との鑑別が可能である．またD2-40は半数で陽性となるが，calretininは陰性である．大部分の症例（約90％）がt(1;3)(p36;q23-q25)によって*WWTR1-CAMTA1*融合遺伝子をもつ．融合遺伝子の確認とともに，CAMTA1免疫組織化学的染色（核に陽性）が有用である．約5％の症例では*YAP1-TFE3*融合遺伝子がみられる．組織学的にはより充実性増殖や血管腔が目立つ傾向にあり，転移率が高い（50％）と報告されている．TFE免疫組織化学的染色が陽性（核）となるが特異度は低い．胸膜発生の類上皮血管内皮腫は予後が悪いとされる．

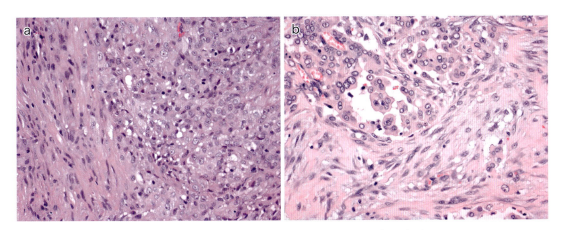

図 36. 二相性中皮腫と間質の増生が目立つ上皮様中皮腫
a. 二相性中皮腫：類円形あるいは楕円形の核を有する多角形細胞が充実性に増殖し（右側），異型性を示す紡錘形細胞が流れるように配列している（左側）。いずれの成分にも CDKN2A のホモ接合性欠失を認めた。
b. 上皮様中皮腫：類円形の核を有する立方形あるいは多角形細胞がわずかに乳頭状に増殖し（左上），異型性を示す紡錘形細胞が流れるように配列している（右下）。上皮様成分に CDKN2A のホモ接合性欠失を認めたが，紡錘形細胞には認めなかった。

3）二相性中皮腫 Biphasic mesothelioma 9053/3

定 義

　手術材料と生検組織では診断の定義が異なる。手術材料では上皮様中皮腫および肉腫様中皮腫を示す成分がいずれも 10％以上存在する中皮腫を二相性中皮腫と診断する。一方，生検組織ではそれぞれの割合にかかわらず両者が認められれば二相性中皮腫と診断できる。また，上皮様中皮腫の一部に transitional feature を呈する部分がみられた場合にも二相性中皮腫と診断する。

解 説

　二相性中皮腫は上皮様成分と肉腫様成分が混在するため，肺の多形癌や滑膜肉腫との鑑別が必要である。二相性中皮腫は上皮様中皮腫よりも予後が悪い。予後および治療方針の観点から，得られた組織のいかんにかかわらず（手術材料，生検組織ともに），肉腫様成分の割合を記載することが推奨される。

　二相性中皮腫の上皮様成分と肉腫様成分が明瞭に区別される場合と，徐々に組織像が移行する場合がある。上皮様成分の間に介在する紡錘形細胞は，腫瘍性か非腫瘍性かの鑑別が難しい場合がある。紡錘形細胞にも CDKN2A のホモ接合性欠失や BAP1 または MTAP の消失がある場合は腫瘍性と診断する（図 36）。

2. 限局性中皮腫 Localized mesothelioma 9050/3

定 義

　肉眼的に明瞭に限局化された1個の結節性病変として認識される中皮由来の悪性腫瘍である（図37a）。肉眼的あるいは組織学的には漿膜に沿ったびまん性進展はみられない。しかし，組織学的，免疫組織化学的，そして超微形態学的にはびまん性中皮腫と同様である（図37b，c）。

解 説

　稀な腫瘍であり，2020年までに世界的に約170例の報告しかない。アスベストばく露との関連がびまん性中皮腫に比べて低いとする指摘もあるが，詳細な検討はなされていない。肉眼的には無茎性のものや有茎性のものがある。大きさは2〜10 cmに及ぶ。病理組織学的には，びまん性中皮腫と同様に上皮様中皮腫，肉腫様中皮腫，二相性中皮腫のいずれの形態も示し得る。鑑別診断は，孤在性線維性腫瘍，癌腫，滑膜肉腫などである。予後はびまん性中皮腫より良好とされ，手術的摘出のみで治癒した例が報告されている。また，術後再発した場合は，通常びまん性進展ではなく，多結節性に再発することが多い。

　なお，限局した結節が多発するもの，単発であるが周囲との境界が不明瞭で浸潤性増殖が顕著なものは，このカテゴリーに入れない。また，胸水細胞診中に中皮腫細胞が存在しない。孤立性で限局した腫瘍であることを画像的，外科的ならびに病理組織学的所見で確認する必要があるため，診断に際しては多職種の専門家による集学的な検討が望ましい。また，組織亜型を問わず，限局性中皮腫と原発性肺癌の鑑別にあたっては，外科材料あるいは剖検材料においてElastica van Gieson (EVG) 染色，Victoria blue 染色などの弾性線維染色を行い，病変の主座が肺内か肺外かを確認することも有用である。

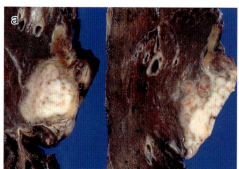
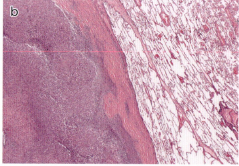
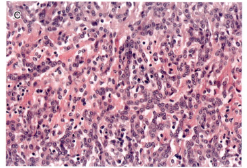

図37. 限局性中皮腫
a. 肉眼像：縦隔側胸膜に限局性の結節を形成して増殖する腫瘍をみる。
b. 末梢肺組織に対して圧排性に増殖し，その境界は明瞭である。
c. 上皮様細胞が柵状配列を示す上皮様中皮腫である。

3. 前浸潤性中皮腫 Mesothelioma *in situ*（MIS）9050/2

定 義

腫瘍性中皮細胞が漿膜表面において単層性に増殖する前浸潤性病変である。

解 説

　胸膜表面を扁平あるいは立方状の腫瘍性中皮細胞が単層性に進展する（図38）。小乳頭状増殖や小結節を形成する場合もあるが，何層にも重なって広がることや間質浸潤は認めない。細胞異型はないか軽微なことが多く，核分裂像は通常認めない。HE染色標本の形態像のみでは非腫瘍性中皮細胞とMISを鑑別することは非常に困難なため，確定診断には免疫組織化学的染色によるBAP1あるいはMTAPの発現消失（図38）の確認，あるいはFISHによる*CDKN2A*のホモ接合性欠失の確認が必須である。

　繰り返す胸水貯留があること，胸腔鏡検査あるいは画像診断で腫瘍性病変を認めないことが診断基準となっているため，診断に際しては多職種の専門家による集学的な検討が不可欠である。

　MISは上皮様中皮腫に進展する可能性がある。予後についての詳細は不明であるが，過去の報告では，MISの5年間の経過観察で70%の症例が浸潤性中皮腫に進展している。

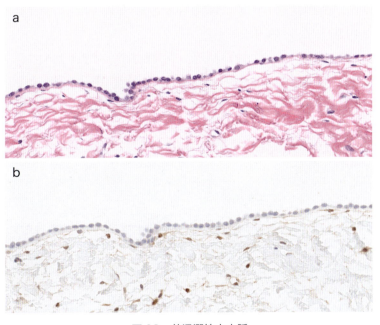

図38. 前浸潤性中皮腫
a. 胸膜表面を立方状の中皮細胞が単層性に進展する。中皮細胞の異型は軽度である。
b. 中皮細胞の細胞質のMTAP発現が消失しており，腫瘍性が支持される。

4. 高分化乳頭状中皮腫瘍 Well-differentiated papillary mesothelial tumor（WDPMT）9052/1（胸膜），9052/0（腹膜）

定 義

異型に乏しい中皮細胞が乳頭状構造を形成して，漿膜面から体腔に向かって外向性に増殖する稀な腫瘍である。浸潤所見はみられない。胸膜では ICD-O コード 9052/1（境界悪性・悪性度不明）が付与されているが，腹膜では 9052/0 として良性腫瘍に分類されている。

解 説

閉経前の女性の腹膜に好発し，男女比は 2：8 である。稀に，胸膜，心膜，精巣鞘膜に発生することがある。患者の年齢は広く分布するが，平均年齢は，女性の腹膜症例では 48.6 歳（23〜75 歳に分布），胸膜症例では 60 歳（31〜79 歳に分布）である。胸膜症例では石綿ばく露と関連する症例がある一方，女性の腹膜症例では石綿ばく露との関連がみられない。ほとんどは偶発的に発見されるが，腹痛や腹水による腹部膨満感を主訴として受診することもある。肉眼的に境界明瞭で透明感のある小型（0.2〜2 cm）の隆起性腫瘤を形成し，通常孤立性であるが多発することもある。腫瘍が取り切れれば予後良好である。

組織学的に，立方状，円柱状ないし扁平な細胞が，単層に配列する乳頭状構造ないし稀に管状構造を形成して増殖する（図 39）。腫瘍細胞は異型に乏しく，核分裂像はほとんどみられない。乳頭状構造の間質は線維血管性で広く，しばしば粘液腫様変化や浮腫を伴う。間質浸潤はない。免疫組織化学的染色は，中皮マーカーが陽性となる。

鑑別診断は，上皮様中皮腫，反応性中皮過形成，女性の腹膜では漿液性境界悪性腫瘍である。このうち，最も重要なのは上皮様中皮腫との鑑別である。本腫瘍では中皮腫にみられる *CDKN2A* のホモ接合性欠失や免疫組織化学的染色での BAP1 の消失は認められない。予後不良な症例あるいは

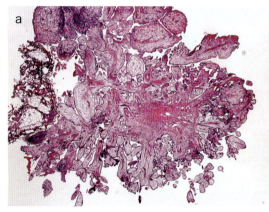 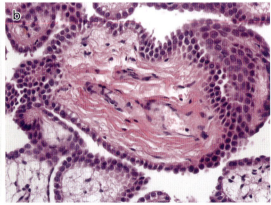

図 39．高分化乳頭状中皮腫瘍
a．乳頭状構造を形成して漿膜面から体腔に向かって外向性に増殖する腫瘍である。
b．腫瘍細胞は単層に配列し，豊富な線維血管性間質を有する乳頭状構造を形成して増殖する。腫瘍細胞の多くは立方状で，円柱状ないし扁平な細胞も混在するが，いずれも異型に乏しく核分裂像はみられない。

本腫瘍に続発して中皮腫が発生したとされる症例の中には，実際には上皮様中皮腫の部分像を本腫瘍と誤認されたものが含まれている可能性がある。組織量が限られた生検検体では両者の鑑別が困難で，WDPMT の診断は，病変全体の観察が可能な組織が採取されて，そのすべてが典型像を示し，中皮腫にみられる遺伝子異常を認めないことを確認する必要がある。反応性中皮過形成もしばしば乳頭状構造を呈するが，小型乳頭状で間質はわずかに認められるにすぎない。漿液性境界悪性腫瘍は，線毛円柱上皮の混在，腫瘍細胞の重層化や内腔への分離増殖が特徴的で，免疫組織化学的染色で claudin-4 陽性で，PAX8，ER が陽性の頻度が高い。

5．アデノマトイド腫瘍 Adenomatoid tumor 9054/0

定 義
中皮への分化を示す細胞が管状の空隙を形成して増殖する良性腫瘍であり，子宮体部，特に角部漿膜下に好発するが，卵巣，卵管，精巣上体，副腎，腹膜，稀に臓側胸膜あるいは壁側胸膜に発生する。

解 説
通常，1～2 cm の小結節である。扁平あるいは立方状の細胞が単層に配列する不規則な小型管状，囊胞状，毛細血管様の空隙を形成して増殖し，線維性間質を伴う（図40）。核異型は弱く，細胞質は概して乏しいが，豊富な好酸性細胞質を有することがある。細胞質内空胞を認め，好塩基性の分泌物を入れる。免疫組織化学的染色は keratin と中皮マーカー（calretinin, D2-40, WT1 など）が陽性となり，上皮様中皮腫と同様に中皮への分化を示すが，BAP1 の消失は認められず，Ki-67 labeling index は 1～2％である。*CDKN2A* のホモ接合性欠失は認められず，*TRAF7* のミスセンス変異を伴う。現時点で胸膜発生のアデノマトイド腫瘍における *TRAF7* に関する報告はない。通常，アデノマトイド腫瘍は単発，限局性腫瘤で，類似の構造をとる中皮腫とは異なる。その他，脂肪腫，リンパ管腫，血管腫，類上皮血管内皮腫および転移性腺癌などとは免疫組織化学的染色で鑑別可能である。

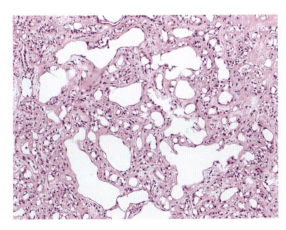

図40．胸膜原発アデノマトイド腫瘍
小型扁平ないし立方状細胞が管状，囊胞状，毛細血管様の空隙を形成して増殖し，線維性間質を伴う。

Ⅵ．腹膜腫瘍

1．中皮腫瘍

1）中皮腫 Mesothelioma 9050/3

定 義

中皮への分化を示す腫瘍細胞が腹膜に沿って増殖する悪性腫瘍である。

解 説

腹膜の中皮腫の大部分は上皮様中皮腫で，二相性中皮腫の頻度は低く，肉腫様中皮腫は稀である。このため，癌の腹膜播種や転移との鑑別を要する。FISH 法による *CDKN2A* のホモ接合性欠失は胸膜中皮腫に比して頻度が低く，腹膜中皮腫の 25～30％にみられるにすぎない。免疫組織化学的染色で，BAP1 の核における発現の消失は 55～67％，MTAP の発現消失は 20％未満である。その他の形質は胸膜中皮腫と同様であるが，胸膜上皮様中皮腫とは鑑別疾患が異なるため，推奨されるマーカーが異なる。Claudin-4 が陽性であれば中皮腫を否定できる。BerEP4，MOC31 は上皮性腫瘍で高頻度に陽性であるが，上皮様中皮腫でも陽性となる場合がある（腎癌の転移，乳癌の転移との鑑別については p83 を参照のこと）。

女性の腹膜では，上皮様中皮腫と形質が共通する婦人科腫瘍があることを念頭におく必要がある。免疫組織化学的染色で，PAX8，ER，PgR が鑑別に役立つことがある。PAX8 は婦人科腫瘍の多くでびまん性に強陽性であり，ER，PgR は組織型によっては陽性である。いずれも中皮腫では通常陰性であるが，頻度が低いながら陽性例が報告されている。一方，中皮の陽性マーカーである WT1 は卵巣，卵管，腹膜原発の漿液性腫瘍も高頻度に陽性であり，calretinin は成人型顆粒膜細胞腫など性索間質性腫瘍でも陽性頻度が高い。なお，性索間質性腫瘍の多くは SF-1 陽性ないし FOXL2 陽性である。CEA は中皮腫だけではなく多くの婦人科領域の上皮性腫瘍でも陰性であることから，女性の腹膜中皮腫では診断的価値は低い。

2）高分化乳頭状中皮腫瘍 Well-differentiated papillary mesothelial tumor （WDPMT） 9052/0

p100 を参照のこと。

3）アデノマトイド腫瘍 Adenomatoid tumor 9054/0

p101 を参照のこと。

2. 中皮腫と鑑別を要する病変

1）高異型度漿液性癌 High-grade serous carcinoma（HGSC）8461/3

　複雑な乳頭状構造ないし"ひび割れ"様裂隙形成を伴う胞巣を形成して浸潤性に増殖する。定義上，腫瘍細胞の異型は高度で，核分裂像が目立ち（通常≧13/10 HPF），腫瘍細胞が重層化する点が中皮腫との鑑別点である（図41）。砂粒小体 psammoma body や石灰化は，中皮腫より高異型度漿液性癌でみられる頻度が高い。免疫組織化学的染色で，claudin-4 および PAX8 が陽性で，ER 陽性の頻度が高い点は中皮腫との鑑別に有用である（p102 参照）。p53 は変異型発現を示す。WT1 は高頻度に陽性で，中皮腫との鑑別には役立たない。なお，従来卵巣や腹膜原発とされてきた HGSC の多くは卵管，特に卵管采原発であること，原発巣が転移巣より大きいとは限らず，卵管采の極めて小さな HGSC や漿液性卵管上皮内癌が卵巣や腹腔内に大型の腫瘍を形成して広がり得ることが指摘されている。腹膜に広がった子宮内膜漿液性癌も類似した組織像を呈し，HGSC とは組織像のみでは鑑別できない。

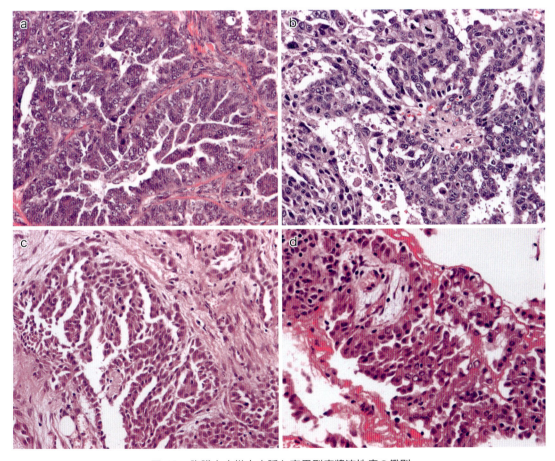

図41．腹膜上皮様中皮腫と高異型度漿液性癌の鑑別
a, b．高異型度漿液性癌：重層化し，異型と核分裂像が目立つ．
c, d．中皮腫：乳頭状構造を示す腫瘍細胞が単層に配列し，細胞質は好酸性で厚く，異型は目立たない．

2）低異型度漿液性癌 Low-grade serous carcinoma（LGSC）8460/3

腫瘍細胞の異型が軽度で核分裂像の頻度が低い（≦12/10 HPF）点は上皮様中皮腫と共通するが，N/C 比が高く，腫瘍胞巣や微小乳頭状構造の周囲に裂隙を形成する（図 42）。周囲に漿液性境界悪性腫瘍成分を伴っていることが多い。砂粒小体や石灰化の頻度や程度は HGSC よりさらに高度である。免疫組織化学的染色は HGSC と類似するが，p53 は野生型発現を示す。

3）明細胞癌 Clear cell carcinoma（CCC）8310/3

淡明な細胞質を有する腫瘍細胞またはホブネイル型腫瘍細胞が，乳頭状，腺腔，充実性胞巣構造を呈し，腫瘍細胞の重層化は目立たず，しばしば間質の硝子化を伴う（図 43）。核はいびつで異型が目立ち，その割に核分裂像が少ない。中皮腫が類似した像を呈することがあるが，CCC では豊富な細胞質内グリコーゲンの他に細胞内や管腔面を縁取る粘液を認めることがある。中皮腫では細胞質内に中性粘液が認められることはない。

CCC の多くは PAX8 陽性であるが，ER および WT1 の陽性頻度が低い。一方，上皮様中皮腫では，ER および PAX8 の陽性頻度は極めて低く，WT1 の陽性頻度が高い。このため，CCC と上皮様中皮腫との鑑別に ER は役立たないが，WT1 と PAX8 の組み合わせは有用である。また，腹膜原発の明細胞癌は稀で，腹膜に CCC を認める場合の多くは卵巣癌，稀に子宮内膜癌の腹膜播種であることから，鑑別には卵巣や子宮内膜病変の有無を確認することも重要である。わが国では悪性卵巣腫瘍の 25% を CCC が占め，卵巣外に広がるのはその半数程度であろう。

4）腫瘍様病変 Tumor-like lesions
（1）中皮過形成 Mesothelial hyperplasia

腹膜における反応性中皮過形成と中皮腫との鑑別点は p83 の通りである。通常，反応性中皮過形成の中皮細胞は単層性で，わずかに多層性あるいは乳頭状に増生するのみである。しかし，消

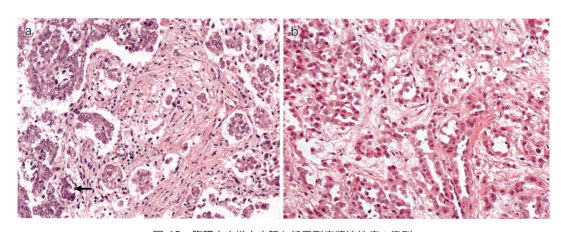

図 42．腹膜上皮様中皮腫と低異型度漿液性癌の鑑別
a．低異型度漿液性癌：腫瘍細胞集塊周囲に裂隙を形成し，石灰化もみられる（矢印）。
b．中皮腫：好酸性で厚い細胞質を有する細胞が管状ないし充実性胞巣を形成して，浸潤性に増殖している。

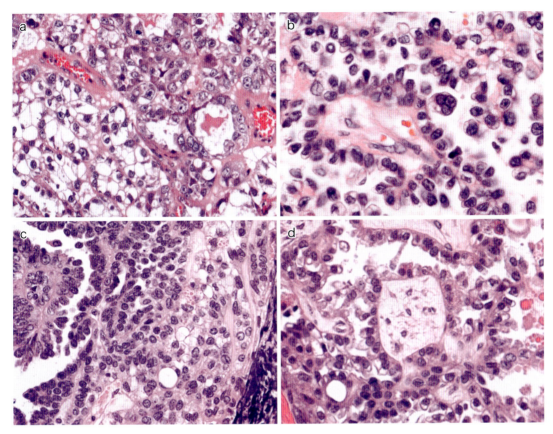

図43. 腹膜上皮様中皮腫と明細胞癌の鑑別
a, b. 明細胞癌：淡明な細胞質を有する腫瘍細胞とホブネイル型腫瘍細胞のいずれも核異型が目立つ。
c, d. 中皮腫：腫瘍細胞は好酸性ないし淡明な細胞質を有し，核は比較的均一である。

　化器癌において，癌巣に近い腹膜に限局して，中皮細胞が間質を伴って外行性に乳頭状に増生し，また，微小管状，充実性小胞巣，索状構造を形成するため，中皮腫や腺癌との鑑別を要することがある（図44）。また，腹膜に紡錘形細胞の増生が著明で軽度の異型性を示し，花むしろ状構造 storiform pattern を示し，肉腫様中皮腫に類似することもある（図45）。反応性中皮過形成は偶発的に組織学的に認める所見であり，肉眼的腫瘤を形成することはない。反応性中皮細胞の核は空胞状で，核小体は小さく，細胞質は中等量で好酸性である。反応性中皮過形成では，*CDKN2A* のホモ接合性欠失や免疫組織化学的染色による BAP1 の核での発現消失や MTAP の細胞質での発現消失を認めない。

　女性では，卵巣の子宮内膜症性嚢胞や骨盤腹膜子宮内膜症に伴って高度の反応性中皮過形成がみられる頻度が高い。この場合，中皮細胞が卵巣ないし腹膜表層直下に，微小管状，充実性小胞巣状，索状構造を形成することが稀ではなく，間質の線維性増生を伴い，浸潤癌や中皮腫との鑑別を要する（図46）。しばしば細胞集塊周囲に空隙を形成し，中皮細胞が真のリンパ管内にみられることもある。砂粒体を伴うことがあり，卵巣ないし腹膜の低異型度漿液性癌との鑑別が問題となる。反応性中皮過形成では中皮腫や漿液性癌と同様，WT1 陽性，TTF-1 および CEA 陰性

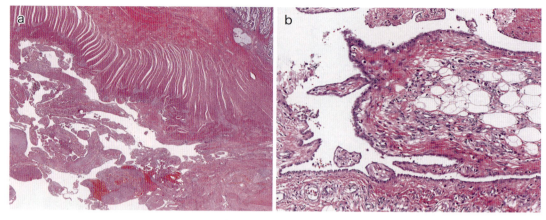

図 44. 大腸癌に伴った反応性中皮過形成（1）
a. 中皮細胞が著明に増生し，間質を伴い外行性，乳頭状に増生している。高分化乳頭状中皮腫瘍との鑑別が必要である。
b. aの強拡大：腹膜の脂肪組織の表面に単層性に中皮細胞が増生している。表面直下の脂肪組織にも紡錘形細胞が増生している。BAP1の消失およびFISHで*CDKN2A*のホモ接合性欠失を認めなかった。

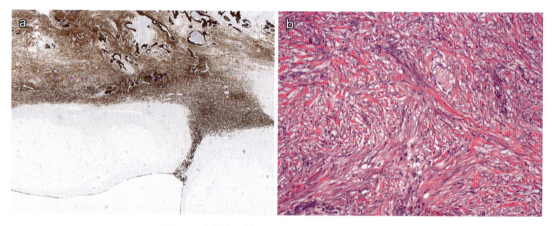

図 45. 大腸癌に伴った反応性中皮過形成（2）
a. 免疫組織化学的染色 CAM5.2：CAM5.2 陽性の紡錘形細胞が，漿膜下組織にある大腸癌から腹膜表面にかけて広がっていた。
b. aのHE染色，強拡大：紡錘形細胞が密に増生し，錯綜配列を示す。肉腫様中皮腫が鑑別に挙がるが，FISHで*CDKN2A*のホモ接合性欠失はみられなかった。大腸癌の手術後，3年経過を観察したが新たな腫瘍は現れなかった。

であり，これらのマーカーは鑑別に役立たない。一方，漿液性癌は，claudin-4 が通常陽性で，ER, PAX8, BerEP4, MOC31 の陽性頻度が高いのに対し，反応性中皮過形成では claudin-4 は陰性であり，ER, PAX8, BerEP4, MOC31 の陽性頻度が低い。

陰嚢水腫や鼠径ヘルニアでは，精巣鞘膜の反応性中皮過形成がみられる。正常の精巣鞘膜は薄い線維性被膜の上を異型性のない単層性の中皮細胞が覆っている。精巣鞘膜の反応性中皮過形成は，慢性炎症性細胞浸潤と線維芽細胞の増生を伴って，枝分かれをしない腺腔，充実性小胞巣，

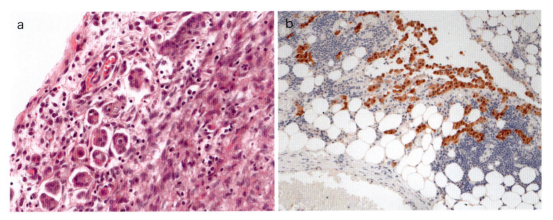

図46. 子宮内膜症に伴う反応性中皮過形成
a. 腹膜の表面の間質内に中皮細胞が数個単位の小胞巣形成性ないし孤細胞性に増生している。
b. 免疫組織化学的染色 calretinin：腹膜脂肪組織内に中皮細胞が浸入している。

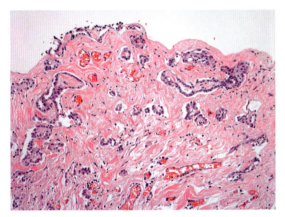

図47. 陰嚢水腫に伴う反応性中皮過形成
線維芽細胞が増生した組織内に枝分かれのない腺腔，充実性の小胞巣，索状構造を形成している。炎症性細胞浸潤を伴う。

索状構造を形成するが，その密度は低い（図47）。表面の中皮細胞は脱落していることが多く，残存している場合も単層性で異型性はみられない。これらの構造は繰り返す線維素の析出とその器質化により形成されると考えられる。病変が表面に近い部位に限局し，炎症を伴う場合は中皮腫ではなく反応性中皮過形成と考えられる。一方，中皮の増生が高度な場合は深部へも侵入し，中皮腫との鑑別が難しいが，明らかな脂肪組織や筋肉への浸潤はみられない。

(2) 腹膜封入嚢胞 Peritoneal inclusion cysts 9055/0

中皮細胞に被覆された多房性嚢胞形成性病変で，径20cmに及ぶことがある。肉眼的に，薄い嚢胞壁と粘稠性に乏しい透明な液体を入れる嚢胞性腫瘍が骨盤内臓器の漿膜面に付着して増生するが，腹腔内に浮遊していることもある。組織学的に，嚢胞は単層ないし数層に配列する扁平な中皮細胞に裏打ちされ，中皮細胞の密度は低く，異型に乏しい（図48）。間質には炎症細胞浸潤を認めることが珍しくない。

閉経前の女性にみられ，腹痛や腹部腫瘤を主訴とすることが多い。腹腔内手術，骨盤腹膜炎などの炎症性疾患，子宮内膜症の既往を有する頻度が高い。疾患コード上は良性腫瘍に分類されて

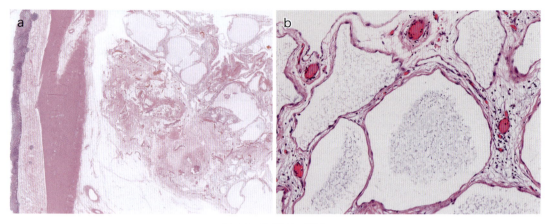

図 48. 腹膜封入嚢胞
a. 大腸癌の手術の既往のある女性：結腸漿膜下から漿膜面（写真は漿膜下）に多房性嚢胞性病変を認める。
b. 個々の嚢胞壁は単層に配列する扁平な中皮細胞に裏打ちされており，中皮細胞の密度は低く，異型に乏しい。

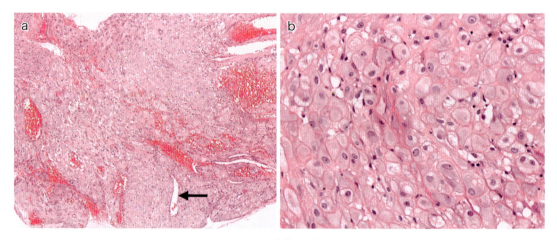

図 49. 脱落膜変化
腹膜子宮内膜症における脱落膜変化：妊娠 38 週の帝王切開時にダグラス窩腹膜に認めた白色板状隆起。
a. 好酸性細胞とスリット状構造（矢印）の介在を認める。
b. a の強拡大：好酸性細胞は，多角形で豊富な好酸性細胞質と小型円形核をする脱落膜細胞である。

いるが，多くは非腫瘍性病変と考えられている。なお現在は，良性嚢胞性中皮腫 benign cystic mesothelioma や多嚢胞性中皮腫 multicystic mesothelioma という用語の使用は推奨されない。

（3）異所性脱落膜 Ectopic decidua

妊娠時に子宮内膜間質は脱落膜変化を示すが，子宮内膜症においても同様に脱落膜変化をきたし，ときに腹膜に板状隆起性病変を形成する（図 49）。子宮内膜腺が介在すること，妊娠中であることが鑑別のヒントになるが，妊娠時の子宮内膜腺は単層に配列する低円柱上皮に被覆されて弱拡大では認識しにくく，脱落膜細胞を脱落膜様中皮腫と誤認しないことが重要である。妊娠中には子宮内膜症と無関係に，卵巣の表面や骨盤腹膜にも脱落膜変化を認めることは珍しくない（異所性脱

落膜変化）。また，妊娠とは無関係に，黄体ホルモン投与時や，ときには原因不明で骨盤腹膜に脱落膜変化がみられることがある。脱落膜細胞は多角形で豊富な淡好酸性細胞質を有し，核は中心性かつ類円形で，大きさや形態に軽度のばらつきがみられるものの，クロマチン構造は繊細であり，核クロマチンがびまん性に増加することはなく，核分裂もほとんど認められない。免疫組織化学的染色で脱落膜細胞は CD10 陽性，ER 陽性，PgR 陽性，calretinin 陰性で，keratin がびまん性に陽性となることはない。

引用文献

1) WHO Classification of Tumours Editorial Board eds. Thoracic Tumours：WHO Classification of Tumours. 5th ed. IARC Publications, 2021.
2) WHO Classification of Tumours Editorial Board eds. Female Genital Tumours：WHO Classification of Tumours. 5th ed. IARC Publications, 2020.
3) WHO Classification of Tumours Editorial Board eds. Urinary and Male Genital Tumours：WHO Classification of Tumours. 5th ed. IARC Publications, 2022.
4) 日本肺癌学会．臨床・病理 肺癌取扱い規約，第 8 版補訂版．金原出版，2021．
5) 日本産科婦人科学会/日本病理学会．卵巣腫瘍・卵管癌・腹膜癌取扱い規約 病理編，第 2 版．金原出版，2022．
6) 日本泌尿器科学会/日本病理学会/日本医学放射線学会/日本臨床腫瘍学会．精巣腫瘍取扱い規約，第 4 版．金原出版，2018．
7) 日本胸腺研究会．臨床・病理 縦隔腫瘍取扱い規約，第 1 版．金原出版，2009．
8) 日本肺癌学会．肺癌診療ガイドライン 2023 年版．第 2 部 悪性胸膜中皮腫診療ガイドライン．Ⅰ診断．③病理診断．https://www.haigan.gr.jp/guideline/2023/2/1/230201030100.html［accessed 2024/5/7］
9) 環境省中央環境審議会石綿健康被害判定小委員会．医学的判定に係る資料に関する留意事項(2024 年 1 月 30 日一部改訂)．
https://www.env.go.jp/content/900397821.pdf［accessed 2024/5/7］
10) Husain AN, Chapel DB, Attanoos R, et al. Guidelines for Pathologic Diagnosis of Malignant Mesothelioma 2023 Update of the Consensus Statement from the International Mesothelioma Interest Group. Arch Pathol Lab Med. 2024 Online ahead of print.［PMID：38586983］
11) Nicholson AG, Husain AN, Borczuk AC. AFIP Atlas of Tumor and Non-Tumor Pathology, Series 5th, Tumors of the Serosal Membranes. AFIP, 2022.
12) 日本肺癌学会．中皮腫瘍．WHO 第 5 版に基づく胸部腫瘍組織分類 1.3 版．p96-118, 2022．
https://www.haigan.gr.jp/modules/important/index.php?content_id=248［accessed 2024/5/7］

中皮腫瘍
取扱い規約 第2版

7. modified RECIST v1.1 を用いた
胸膜中皮腫の治療効果判定の手引き

Ⅰ．はじめに

　この手引きは，胸膜中皮腫に対する臨床試験において，抗がん薬を含む治療の客観的な腫瘍縮小効果を判定するために作成された従来の modified RECIST（mRECIST）[1]を元に，2009 年 1 月に公表された胸部悪性腫瘍に対する臨床試験におけるガイドラインである RECIST v1.1[2]とこれまでの胸膜中皮腫特有の問題点を踏まえて変更を加えた mRECIST v1.1[3]により判定する目的で作成された。

・本手引きは和訳参考版であり，プロトコールや論文に引用する際は，本手引きから引用しない。
・mRECIST v1.1 に記載されている "RECIST v1.1 からの modification" は，胸膜病変における最長径の定義，および胸膜病変の選択規準であり，その詳細を本手引き内に示した。
・それ以外の効果判定方法は概ね RECIST v1.1 ガイドライン[2]に準じている。
・原則として JCOG の「固形がんの治療効果判定のための新ガイドライン（RECIST ガイドライン）改訂版 version 1.1―日本語訳 JCOG 版―」[4]と用語の統一を図った。

Ⅱ. 治療効果判定規準

1. ベースラインにおける腫瘍の測定可能性 measurability

1）定 義

（1）測定可能 measurable

a．腫瘍病変 tumor lesions

ⅰ）胸膜病変

少なくとも 1 方向で正確な測定が可能である（最長径を記録する）もの。

- ・最長径とは，胸膜病変を横断像で 1 方向測定したときの，胸壁もしくは縦隔面と直交する最も長い腫瘍径（厚み）を指す（図1a：白実線）。
- ・縦隔条件での測定が強く望まれる。
- ・CT で 7 mm（CT のスライス厚は 5 mm 以下）

ⅱ）非胸膜病変

少なくとも 1 方向で正確な測定が可能であり（最長径を記録する），かつ以下のいずれかのサイズ以上のもの。

- ・CT で 10 mm（CT のスライス厚は 5 mm 以下）
- ・臨床的評価としての測径器による測定で 7 mm（測径器により正確に測定できない病変は測定不能として記録する）

b．リンパ節病変 malignant lymph nodes

病的な腫大と判断され，かつ測定可能なリンパ節は，CT で評価した短径が 15 mm 以上（CT のスライス厚は 5 mm 以下を推奨）。ベースラインおよび経過中は，短径のみを測定して評価する。

（2）測定不能 non-measurable

小病変（長径が 7 mm 未満の胸膜病変，長径が 10 mm 未満の非胸膜病変または短径が 10 mm 以上 15 mm 未満であるリンパ節病変），および真の測定不能病変を含む，測定可能病変以外のすべての病変。

真の測定不能病変とみなされる病変には次のものがある。腹水，胸水または心嚢水のみ，癌性リンパ管症。

（3）病変の測定可能性に関して特に考慮すべき点

a．骨病変 bone lesions

- ・同定可能な軟部組織成分を含み，CT や MRI などの横断像により評価できる溶骨性骨病変や溶骨性造骨性混合骨病変は，軟部組織成分が上述した測定可能の定義を満たす場合には，測定可能病変とすることができる。

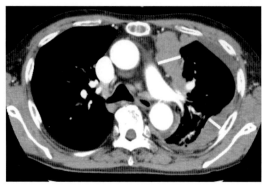 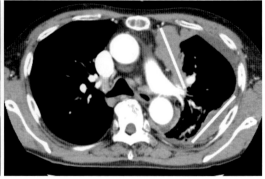

a. 適切な選択例　　　　　　　　　　b. 不適切な選択例

図1. 胸膜測定部位（胸膜病変）

b．局所放射線治療歴のある病変

　過去の放射線治療の照射野内や，その他の局所療法が影響する範囲に存在する腫瘍病変は，病変が増悪を示さないかぎり，通常，測定可能とはしない。こうした病変を測定可能とする場合にはその条件をプロコールに詳細に記載する。

2）測定法

（1）病変の測定

　すべての測定値はメートル法で記録する。臨床的評価（視触診）の場合は測径器を用いて測定する。すべてのベースライン評価は，治療開始前で，可能なかぎり治療開始に近い時期に行う。早くとも治療開始前4週以内に実施されなければならない。

（2）評価の方法

　標的病変や非標的病変として報告される各病変を記録するにあたっては，ベースラインおよび観察期間を通じて，同一の評価法かつ同一の技術を用いなければならない。追跡する病変が，画像評価はできないが臨床的評価はできるという場合を除いて，常に，臨床的評価ではなく画像診断に基づく評価を行わなければならない。

a．CT，MRI

　効果判定のために選択された病変を測定する方法として，現時点ではCTが最も広く利用可能で，最も再現性に優れた方法である。造影剤については，特別な理由がないかぎり使用して撮像すべきである。本手引きでは，CTスライス厚が5 mm以下であるとの仮定に基づいて，CTで描出された病変の測定可能性を定義した。CTスライス厚が5 mmを超える場合，測定可能病変のサイズの最小値はスライス厚の2倍とする。ある特定の状況（例：体幹部撮影など）においてはMRIも許容される。

b．単純X線写真，超音波検査

　単純X線写真，超音波検査は，胸膜中皮腫病変の測定においては客観性に乏しく，客観的な腫瘍縮小効果判定のための測定法として使用すべきではない。

2. 腫瘍縮小効果の判定

1）全体的な腫瘍量 overall tumor burden および測定可能病変の評価

　客観的な効果または将来の増悪を評価するためには，ベースライン評価における全体的な腫瘍量を評価し，それを経過中の測定値の対照として使用することが必要である。

　客観的な腫瘍縮小効果が primary endpoint である試験では，ベースラインにおいて測定可能病変を有する患者のみを対象とすべきである。

　腫瘍の増悪（無増悪期間または特定の時期における増悪割合）が primary endpoint である試験では，対象を測定可能病変を有する患者のみに限定するのか，測定不能病変しか有さない患者も含めるのかをプロトコールに明記しなければならない。

2）「胸膜測定部位」，「標的病変」，「非標的病変」のベースライン評価での記録

＃ベースライン評価において2個以上の「胸膜測定部位」を認める場合

　最大6個の「胸膜測定部位」※の測定値を記録する。さらに，すべての浸潤臓器を代表する，合計が最大3個（各臓器につき最大2病変）までの非胸膜病変とリンパ節病変を標的病変として選択し，これらについてベースライン評価での測定値を記録する。

＃ベースライン評価において1個の「胸膜測定部位」を認める場合

　1個の「胸膜測定部位」の測定値を記録する。さらに，すべての浸潤臓器を代表する，合計が最大4個（各臓器につき最大2病変）までの非胸膜病変を「標的病変」として選択し，これらについてベースライン評価での測定値を記録する。

＃ベースライン評価において「胸膜測定部位」を認めない場合

　すべての浸潤臓器を代表する，合計が最大5個（各臓器につき最大2病変）までの非胸膜病変を「標的病変」として選択し，これらについてベースライン評価での測定値を記録する。

　ベースライン評価時の全胸膜測定部位と全標的病変の径の和（以下，径和。胸膜測定部位では胸壁もしくは縦隔面と直交する最も長い腫瘍径，腫瘍病変では長径，リンパ節病変では短径）を，ベースライン径和として算出し報告する。リンパ節の径を径和に含める場合は短径のみを加える。ベースライン径和は，その後の客観的な腫瘍縮小効果における比較対照として用いられる。

（1）胸膜測定部位：胸膜病変

- ・測定可能病変の中で最長径の大きい順に標的病変を選択するのではなく，目印となるような胸部の既存構造に関連させて選択できる測定可能病変を優先して胸膜測定部位を選択する（図1a：白実線）。
- ・胸郭の彎曲や横隔膜の影響を最小とするために，左心房の高さより頭側，大動脈弓の高さより尾側に位置する胸膜病変を測定する。

※胸膜測定部位：横断像で1スライスあたり2部位以下，およびそれぞれ少なくとも1cm離れた3スライス以下で選択される部位。

- 両側性の場合胸膜は左右で1つの臓器とみなす。
- 測定者によって，同一の撮像断面であっても測定部位は異なりやすい（図2）。測定の一貫性を改善し，胸膜中皮腫の腫瘍反応評価の信頼性を向上させるため，ベースライン評価での測定線分の画像を保存し，その後の検査において，病変を測定する際に視覚的に参照することを推奨する。

（2）標的病変：非胸膜病変およびリンパ節病変

- 病変のサイズ（最大径が測定可能な病変）に基づいて選択され，すべての浸潤臓器を代表するものであるべきである。
- これに加えて，再現性をもった繰り返し測定が可能な病変でなければならない。
- 測定可能と定義され，標的病変に選択され得る病的なリンパ節腫大とは，CTでの短径が15 mm以上であるものでなければならない。これらのリンパ節は短径のみをベースライン評価の径の和に加える。他の病的リンパ節腫大（短径が10 mm以上15 mm未満）はすべて，非標的病変とされる。ベースライン評価にて短径が10 mm未満のリンパ節は病変ではないとみなされるため，記録または追跡すべきではない。
- リンパ節，骨は全身で1つの臓器とみなし，病変を選択する。
- 肺は左右で1つの臓器とみなし，病変を選択する。

（3）非標的病変

- 胸膜測定部位や標的病変以外の，リンパ節病変を含む他のすべての病変（または病変部位）は非標的病変とし，これもベースライン評価時に記録する。

胸膜測定部位以外の胸膜病変

- 最大6カ所の胸膜測定部位は，全体的な胸膜病変を代表するものである。しかしながら，他の

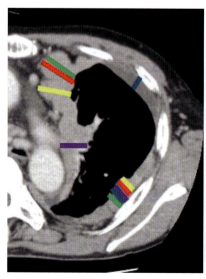
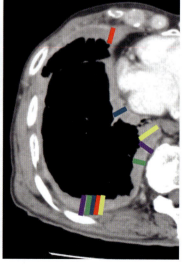

図2．測定者間での測定部位のばらつき
5人の測定者（色で区別）による同一撮像断面での胸膜厚測定部位。
同じCT撮像断面でも測定者によって測定部位にばらつきが生じる。

多数の潜在的測定部位が存在しても測定されない可能性がある。測定可能であるが測定部位として使用されない胸膜病変，または（同側胸郭または対側胸郭のいずれかで）測定不能と考えられる胸膜病変については，広範囲胸膜肥厚，環状胸膜肥厚，広範囲結節状胸膜肥厚，横隔膜と一塊となった胸膜肥厚などの説明的表記で特徴付けるべきである。

3）効果判定規準

（1）胸膜測定部位と標的病変の評価

a．完全奏効 complete response（CR）

すべての胸膜測定部位と標的病変の消失。

標的病変として選択したすべてのリンパ節病変は，短径で 10 mm 未満に縮小しなくてはならない。

少なくとも 4 週間後の追跡検査で再増大がないことが確認されなければならない。

b．部分奏効 partial response（PR）

ベースライン径和に比して，胸膜測定部位と標的病変の径和が 30％以上減少。

少なくとも 4 週間後の追跡検査で再増大がないことが確認されなければならない。

c．進 行 progressive disease（PD）

経過中の最小の径和（ベースライン径和が経過中の最小値である場合，これを最小の径和とする）に比して，胸膜測定部位と標的病変の径和が 20％以上増加，かつ，径和が絶対値でも 0.5 cm 以上増加。

d．安 定 stable disease（SD）

PR に相当する縮小がなく PD に相当する増大がない。

（2）標的病変の評価に関する注意点

a．リンパ節

ベースライン評価時に，標的病変として選択したリンパ節病変は，経過中に 10 mm 未満に縮小した場合でも，短径の実測値を常に記録する。PR，SD，PD の場合は，各リンパ節の短径の実測値を標的病変の径和に加える。

b．「小さすぎて測定不能 too small to measure」となった胸膜測定部位または標的病変

おそらく病変は消失したであろうと画像診断医が判断する場合には，測定値は 0 mm として記録する。かすかに視認でき，病変が残存していると判断される場合には，胸膜病変であれば 2 mm のデフォルト値，非胸膜病変であれば 5 mm のデフォルト値を割り当てる。

c．治療中に分裂または融合した病変

腫瘍病変が分裂して「断片」になった場合，胸膜測定部位と標的病変の径和の算出に際しては，断片化した部分の長径を合わせて加算する。同様に，病変が融合しているが病変間の境界面が同定可能な場合には，個々の病変の長径の和を径和に加える。一方，病変が真に融合して境界面の同定が不可能となった場合には，「融合病変」としての最大径となる径を長径として径和に加える。

（3）非標的病変の評価

a．完全奏効 complete response（CR）

すべての非標的病変の消失。すべてのリンパ節は病的腫大とみなされないサイズ（短径が1 cm未満）とならなければならない。胸膜中皮腫では腫瘍マーカー値については不問とし，画像による評価のみに基づいて非標的病変の評価をCRとする。少なくとも4週間後の追跡検査で再増大がないことが確認されなければならない。

b．非CR非PD（non-CR/non-PD）

1つ以上の非標的病変の残存。

c．進 行 progressive disease（PD）

既存の非標的病変の明らかな増悪。

（4）非標的病変の増悪の評価に関する特別の注意点

a．測定可能病変を有する場合

胸膜測定部位と標的病変の効果がSDやPRであっても，非標的病変の変化に基づいて「明らかな増悪」と判定されるためには，全体の腫瘍量の増加として治療を中止するに十分値する程度の，非標的病変の著しい増悪が観察されなければならない。

b．測定不能病変のみを有する場合

測定可能病変を1つ以上有することが適格条件ではない第Ⅲ相試験では，このような状況が起こり得る。プロトコールに「治療の変更を要するに十分な増悪」として表現しておくこともできる。「明らかな増悪」が認められた場合，その時点で総合効果はPDとされるべきである。

（5）新病変 new lesions

ベースライン評価では撮影されなかった臓器や部位において，経過の検査で病変が同定された場合，それは新病変とみなされ増悪と判定される。

新病変が明確ではない場合（例：サイズが小さい），治療を続けて再評価を行うことで真に新病変であることが明らかになることがある。撮影を反復した後に新病変と判定された場合，いずれの撮影の日付をもって増悪とすべきか，プロトコールに定義を明記する。

FDG-PET画像に基づく新病変の評価は，以下の手順が可能である。

a．ベースライン評価でのFDG-PET陰性かつ経過時のFDG-PETが陽性となった場合

新病変として総合効果PDとする。

b．ベースライン評価ではFDG-PET不施行で，経過時にFDG-PETが陽性となった場合

経過時のFDG-PET陽性が，CTで確認された新病変に対応する場合はPDとする。経過時のFDG-PET陽性が，CTで新病変と確認されない場合は，当該部位で真の増悪か否かを判定するために，さらに経過観察後のCTの再検を要する（真に増悪だった場合，PD判定日はFDG-PETが最初に陽性を示した日とする）。CTの形態画像上は増悪と判断されなかった病変で，FDG-PETが陽性であっても，それはPDとしない。

Ⅱ．治療効果判定規準　**119**

表1．各時点での効果：胸膜測定部位もしくは標的病変（非標的病変の有無にかかわらず）を1個以上有する場合

胸膜測定部位/標的病変	非標的病変	新病変	総合効果
CR	CR	なし	CR
CR	non-CR/non-PD	なし	PR
CR	評価なし	なし	PR
PR	non-PD or 評価の欠損あり	なし	PR
SD	non-PD or 評価の欠損あり	なし	SD
評価の欠損あり	non-PD	なし	NE
PD	問わない	あり or なし	PD
問わない	PD	あり or なし	PD
問わない	問わない	あり	PD

CR：完全奏効，PR：部分奏効，SD：安定，PD：進行，NE：評価不能

表2．各時点での効果：非標的病変のみを有する場合

非標的病変	新病変	総合効果
CR	なし	CR
non-CR/non-PD	なし	non-CR/non-PD
評価なしがある	なし	NE
明らかな増悪	あり or なし	PD
問わない	あり	PD

CR：完全奏効，PD：進行，NE：評価不能

4）最良総合効果 best overall response の評価

　最良総合効果とは，確定のための要件をすべて考慮に入れたうえで，試験治療開始から治療終了までの間に記録された最良の客観的腫瘍縮小効果を指す。最良総合効果の判定は，胸膜測定病変，標的病変および非標的病変双方の所見に基づくものであり，また新病変出現の有無も考慮される。効果が primary endpoint である非ランダム化試験において「最良総合効果」を PR または CR とするために，それらの確定 confirmation が必要である。

（1）各時点での効果
　効果の判定は各プロトコールで定められた時点毎に行われる（表1，2）。

（2）評価の欠損および評価不能 not evaluable（NE）の規定
　ある時点において画像検査/測定がまったく行われなかった場合，その時点の効果は「評価不能（NE）」となる。評価において一部の病変の評価しか行われなかった場合にも，その時点の効果は通常 NE とする。

（3）すべての評価時点を通じての最良総合効果 best overall response
　患者の全データが得られた時点で，最良総合効果が決定される。

a．完全奏効や部分奏効の確定が必要ではない試験における最良総合効果の判定
　全時点を通しての最良の効果と定義される。最良総合効果を SD とする場合には，プロト

表3. CR と PR の確定が必要とされる場合の最良総合効果

最初の総合評価	その次の総合評価	最良総合効果
CR	CR	CR
CR	PR	SD, PD or PR
CR	SD	SD の最短規準を満たせば SD，それ以外は PD
CR	PD	SD の最短規準を満たせば SD，それ以外は PD
CR	NE	SD の最短規準を満たせば SD，それ以外は NE
PR	CR	PR
PR	PR	PR
PR	SD	SD
PR	PD	SD の最短規準を満たせば SD，それ以外は PD
PR	NE	SD の最短規準を満たせば SD，それ以外は NE
NE	NE	NE

CR：完全奏効，PR：部分奏効，SD：安定，PD：進行，NE：評価不能

コールで定められたベースラインからの最短期間の規準をも満たさなければならない。

b．完全奏効や部分奏効の確定が必要とされる試験における最良総合効果の判定

完全奏効や部分奏効は，プロトコールで定められた，次の評価時点（通常は 4 週後）においても，それぞれの規準が満たされた場合にのみ判定することができる（表3）。

5）腫瘍の再評価の頻度

治療中の効果判定の頻度は，治療の種類やスケジュールに応じてプロトコール毎に決められるべきものである。プロトコールには，ベースライン評価で測定すべき臓器部位（対象によって高頻度に転移が起こるとされている部位），効果判定の反復頻度（検査間隔）を明記すべきである。

6）確定のための測定/奏効期間 confirmatory measurement/duration of response

（1）確 定 confirmation

腫瘍縮小効果が primary endpoint である非ランダム化試験においては，判定された効果が測定誤差による結果ではないことを保証するために，PR および CR の確定が必要である。

ランダム化試験（第Ⅱ相，第Ⅲ相）や，安定（SD）もしくは増悪が primary endpoint である試験においては，効果の確定は試験結果の解釈に対して価値を追加するものとはならないため効果の確定は不要である。ただし，盲検化されていない試験においては，特に効果の確定が必要とされなくなったことにより，バイアスを回避するための中央判定 central review の重要性が増すと考えられる。

SD の場合，試験登録後，試験プロトコールで定義される最短の間隔（通常は 6～8 週間以上）を経た時点までに測定値が 1 回以上 SD の規準を満たさなければならない。

（2）奏効期間 duration of overall response

奏効期間は，CR または PR（最初に記録されたほう）の測定規準が最初に満たされた時点か

ら，再発または増悪が客観的に確認された最初の日までの期間である（試験中に記録された最小測定値を増悪の比較対照とする）。

完全奏効期間は，CR の測定規準が最初に満たされた時点から，再発が客観的に確認された日までの期間である。

（3）安定期間 duration of stable disease

安定（SD）は，経過中の径和の最小値を比較対照として（ベースラインの径和が最小の場合はこれを比較対照とする），治療開始（ランダム化試験の場合，ランダム割付日）から増悪の規準が満たされた時点までの期間とする。

安定期間の臨床的な重要性は試験や疾患により異なる。一定期間の安定（SD）が得られた患者の割合が重要な endpoint であるような試験では，プロトコールに SD を判定する 2 回の測定間の最短の間隔を明記する必要がある。

7）無増悪生存期間/無増悪生存割合 progression-free survival（PFS）/proportion progression-free

（1）第Ⅱ相試験

本手引きの主たる目的は，第Ⅱ相試験の endpoint としての，客観的な腫瘍縮小効果の使用について解説することである。状況によっては，「奏効率」が新規薬剤や新規レジメンの抗腫瘍効果を評価する方法として最適ではない場合がある。奏効率が最適ではない場合，「無増悪生存期間（PFS）」や，ある特定の時点での「無増悪生存割合」が新規薬剤の生物学的効果に関する最初の結果を示すのに適切な代替指標となる可能性がある。

（2）第Ⅲ相試験

進行癌を対象とする第Ⅲ相試験において，無増悪生存期間などを主たる endpoint に用いる場合，測定可能病変を有する患者と測定不能病変のみを有する患者の両方の登録を許容する試験が増加している。測定可能病変を有さない患者で "PD" と判定する根拠となる所見を明確に記述するための配慮が必要となる。

8）効果や増悪に関する第三者による再判定 independent review of response and progression

客観的な腫瘍縮小効果（CR＋PR）が primary endpoint である試験では，（観察された奏効患者数が最低限の規準を上回るかどうかに基づいて薬剤開発の重要な意思決定が下される試験では特に）担当医判定によるすべての奏効が試験から独立した専門家により再判定 review されることが推奨される。

9）最良総合効果に関する結果の報告 reporting best response results

（1）第Ⅱ相試験

客観的な腫瘍縮小効果（CR＋PR）が primary endpoint であり，そのためすべての患者が測定可能病変を有している試験では，治療に関する重大なプロトコール逸脱があった場合や評価不能

であった場合でも，試験に登録されたすべての患者を結果の報告に含めなければならない。

それぞれの患者は，以下のカテゴリーのいずれかに分類される。

- a．完全奏効 complete response
- b．部分奏効 partial response
- c．安 定 stable disease
- d．増 悪 progression
- e．効果の評価不能 inevaluable for response：理由を明示〔例：悪性腫瘍による早期死亡，毒性による早期死亡，腫瘍評価が反復されず/不完全，その他（具体的に）〕

(2) 第Ⅲ相試験

第Ⅲ相試験における客観的な腫瘍縮小効果は，対象とする治療の相対的な抗腫瘍効果の指標となり得るが，ほとんどの場合，副次的な endpoint として評価される。プロトコールには，予定しているサブセット解析を含めて，効果に関する結果の報告の方法について明記しておくべきである。

引用文献

1) Byrne MJ, Nowak AK. Modified RECIST criteria for assessment of response in malignant pleural mesothelioma. Ann Oncol. 2004；15(2)：257-60.［PMID：14760119］

2) Eisenhauer EA, Therasse P, Bogaerts J, et al. New response evaluation criteria in solid tumours：revised RECIST guideline(version 1.1). Eur J Cancer. 2009；45(2)：228-47.［PMID：19097774］

3) Armato SG 3rd, Nowak AK. Revised Modified Response Evaluation Criteria in solid tumors for assessment of response in malignant pleural mesothelioma(version 1.1). J Thorac Oncol. 2018；13(7)：1012-1021.［PMID：29753121］

4) JCOG 運営委員会．固形がんの治療効果判定のための新ガイドライン(RECIST ガイドライン)改訂版．version 1.1—日本語訳 JCOG 版—．Excerpta Medica, Japan/Elsevier Science, 2010.

**中皮腫瘍
取扱い規約** 第**2**版

8. 胸膜中皮腫

Ⅰ．胸膜中皮腫の疫学と病因

1．疫 学

　厚生労働省から公表されている人口動態統計によると，わが国の中皮腫死亡数は，1995 年は 500 人（男 356 人，女 144 人）であったが，2006 年に 1,000 人を超え，その後も増加傾向を示し，2015 年以降は 1,500 人前後で推移し，2023 年は 1,595 人（男 1,312 人，女 283 人）であった[1]。米国では石綿消費が急速に減少してから 40 年以上が経過し，中皮腫の新規患者数は，2011 年の 3,373 人をピークに，2020 年は 2,681 人まで減少した。女性の発症率に変化はないが，男性では減少傾向を認めている[2]。

　中皮腫は胸膜，腹膜，心膜，精巣鞘膜に発生するが，最も多いのは胸膜である。環境省から公表されている 2013～2023 年度中皮腫登録事業によると，わが国では 90.3％が胸膜に，7.7％が腹膜，0.5％が心膜，0.2％が精巣鞘膜に発生している[3]。

2．発症リスク

1）石 綿
　「10．石綿ばく露評価」の章，p148 参照。

2）石綿以外の発症リスク
　石綿が中皮腫の発生に関与することは明らかであり，高濃度ばく露を受けた石綿作業従事者では 2～18％に中皮腫が発生する[4]。しかし，10～30％の中皮腫患者には石綿ばく露歴が明らかではなく，石綿以外の因子も考えられる[4]。繊維状ゼオライトであるエリオナイトも高率に中皮腫を発生させることが知られ，ともに IARC（国際がん研究機関）の発がん性リスクのグループ 1（ヒトに対する発がん性が認められる）に分類されている。その他，放射線照射，慢性炎症や，稀に遺伝的背景の関与により中皮腫が発生することが報告されている[4]。

3）胸膜プラークと中皮腫発症リスク
　胸膜プラークは，石綿を原因とする良性の壁側胸膜中皮細胞下層の結合組織の限局性増生であり，石綿ばく露を示唆する重要な画像所見である。プラーク自体は無症状で，肺機能への影響はない。胸膜プラークは石綿ばく露の確実な証拠であり，職業性石綿ばく露では胸膜プラーク有所見者の中皮腫発症リスクが高いとの報告がある[5]。しかし，胸膜プラークがなくても中皮腫は発症し，2013～2023 年度の中皮腫登録事業（環境省）の集計では，中皮腫 5,593 例中 4,290 例（76.7％）には胸膜プラークを認めなかった[3]。

3. 胸膜中皮腫における遺伝子異常

　中皮腫では，がん抑制遺伝子の *CDKN2A*（染色体 9p21 に局在），*BAP1*（3p21），*NF2*（22q12），*TP53*（17p13）遺伝子の変異頻度が高い。合計 216 例の胸膜中皮腫の網羅的なゲノム解析により，アリルの欠失，点突然変異，小塩基の挿入/欠失，染色体再構成・転座など，様々な不活性化機構が関与していることが明らかにされている[6]。

　CDKN2A 遺伝子はサイクリン依存キナーゼを阻害する p16^{INK4A}の他に，MDM2（p53 の分解を促進）を阻害する p14^{ARF}をコードする。*CDKN2A* 遺伝子の不活性化機構は欠失が主体であり，同じ遺伝子座に局在する *CDKN2B* や *MTAP* 遺伝子の共欠失も高頻度に認められる。

　BAP1 遺伝子の点突然変異・Indel 異常の頻度は 23％であったが[6]，欠失などを含めると不活性化変異の頻度は約 60％に上る。組織型では上皮様が肉腫様に比べ変異頻度が高い。BAP1 の機能は DNA 損傷修復，遺伝子転写調節，ヒストン修飾などが考えられている。

　NF2 遺伝子の点突然変異・Indel 異常の頻度は 19％であったが[6]，欠失などを含めると不活性化変異の頻度は約 40％である。組織型では肉腫様が上皮様に比べ変異頻度が高い。NF2（蛋白質名は merlin）は細胞膜と細胞骨格のアダプター分子として機能し，細胞内シグナル伝達系（Hippo，mTOR など）を調節する。Hippo シグナル伝達系の *LATS2* 遺伝子も約 7％に変異が認められる。悪性腫瘍で最も変異頻度が高い *TP53* 遺伝子の変異頻度は約 8％であり，上皮様では稀である[6]。ヒストン修飾に関わるメチルトランスフェラーゼをコードする *SETD2* 遺伝子（8％），*SETDB1* 遺伝子（3％），RNA 代謝に関与する *DDX3X* 遺伝子（4％），カルシウムチャネルの構成因子である *RYR2* 遺伝子（4％）の遺伝子変異も認められる[6]。

　融合遺伝子形成として *NF2*，*BAP1*，*SETD2*，*PBRM1* 遺伝子などの関与が多いが，いずれも不活性型異常である[6]。上皮成長因子受容体 *EGFR* や *KRAS* を含む活性型のがん遺伝子変異や，活性型の融合遺伝子の形成は稀である。

　中皮腫の他の遺伝子変異の特徴として，①悪性腫瘍の中で遺伝子変異頻度が少ないこと，②tumor mutation burden が低いこと，③染色体の欠失が広範囲に認められる症例が存在すること，が挙げられる[6]。さらに腫瘍の発生・進行において *BAP1* や *FBXW7* 遺伝子の欠失・変異は早期のイベントであり，*NF2* 遺伝子の欠失・変異は後期のイベントであることが示唆されている[7]。最近の全ゲノム解析を含むマルチオミックス解析により新たなドライバー遺伝子も報告されている[8]。

　また，生殖細胞系列病的変異を有する中皮腫が 12％報告されている[9]。*BAP1* 遺伝子は，BAP1 tumor predisposition syndrome（BAP1 cancer syndrome）と命名され，罹患者において中皮腫，ブドウ膜黒色腫，皮膚黒色腫，腎淡明細胞癌などの複数のタイプの腫瘍が発生する[10]。その他，*BRCA2*，*CHEK2*，*CDKN2A*，*ATM* 遺伝子などの生殖細胞系列病的変異の中皮腫の報告がある[9]。腹膜中皮腫，アスベストばく露歴が少ない症例，若年発症例，重複癌を有する症例において生殖細胞系列病的変異を有する症例の頻度が高く，これら生殖細胞系列病的変異に関連した悪性腫瘍の家族歴を有する症例においては，遺伝学的検査や遺伝カウンセリングについて考慮する必要がある。

Ⅱ. 胸膜中皮腫の診断

1. 症 状

　初期は無症状で健診発見例もあるが，胸水の増加に伴い乾性咳嗽，胸部圧迫感や労作時呼吸困難が認められ，胸壁に浸潤すると胸痛や背部痛を自覚する。また腫瘍量増加による炎症やそれに伴う貧血が強い場合には，発熱，寝汗，食欲不振，体重減少，倦怠感，易疲労感や動悸などを認めることもある[11)12)]。しかし，一般にこれらの症状は胸膜中皮腫に特徴的な症状ではなく，しばしば早期発見が遅れる。

2. 腫瘍マーカー（血中，胸水）

1) 血中の腫瘍マーカー

　胸膜中皮腫の診断を目的とした血中腫瘍マーカーとして，主に血清可溶性メソテリン関連ペプチド（SMRP）やオステオポンチン（OPN）の有用性が検討された。その結果，SMRPはメタ解析で感度19〜68％，特異度88〜100％[13)]で感度が低く，早期診断の有用性は限定的であることが明らかとなった。一方でSMRPは病勢との関連が示唆され，OPNは有用ではなかったとの前方視的研究の報告[14)]がある。以上からわが国のガイドラインでは，末梢血中のマーカーによる中皮腫の確定診断を行わないよう推奨されている[12)]が，SMRPについては病勢モニタリングのマーカーとして考慮される。

　なお，各国のガイドラインで腫瘍マーカーの推奨度が異なる。NCCNガイドラインによると，診断のオプションとしてSMRP値の測定を考慮してもよいが[15)]，ASCOガイドラインやESMOガイドラインによると，現時点では推奨可能な腫瘍マーカーは存在しない[11)16)]。

2) 胸水中の腫瘍マーカー

　胸膜中皮腫の診断を目的とした胸水中の腫瘍マーカーとしては，ヒアルロン酸やSMRPが検討されている。ヒアルロン酸はわが国における後方視的研究において，100,000 ng/mLをカットオフ値としたときは感度44％，特異度96.5％[17)]，海外のメタ解析においてSMRPで感度68％，特異度91％[18)]であり，いずれも感度が低いことから早期診断の有用性は限られる。一方，これらのマーカーが高値であった場合には他の診断方法を検討することが推奨される。以上から，わが国やASCOのガイドラインにおいて，胸水中の分子発現の多寡により中皮腫の確定診断を行うことは推奨されていない[12)16)]。

3. 腫瘍の進展

1) 初発からの進展経過

胸膜中皮腫は壁側胸膜に初発するが，その理由は十分には解明されていない。最も早期に確認し得る臨床所見は胸水であり，無症候性胸水が健診での発見動機となることが多い。胸腔鏡では，胸水とともに，壁側胸膜面の顆粒状腫瘍と限局した血管増生が認められる。壁側胸膜に存在していた腫瘍は臓側胸膜に播種し，その後，葉間胸膜を含むすべての胸膜面を埋め尽くすように進展する。同時に，横隔膜筋層，肺実質，胸内筋膜，縦隔脂肪組織にも浸潤し，同側あるいは対側胸腔内リンパ節転移へと進展する。胸膜中皮腫は局所浸潤が強い反面，遠隔転移の頻度は肺癌よりは低い。2009〜2019年の罹患者を登録したIASLCのデータでは，遠隔転移がみられたのは1,733例中101例（5.8％）である[19]。

2) 胸腔穿刺路にみられる腫瘍播種

胸膜中皮腫は，胸膜腔が穿刺されると穿刺路に沿って中皮腫細胞が遊走し，播種巣を形成することがある。播種の発生率は，画像ガイド下針生検で4％，外科的生検で22％であり[20]，外科的生検で高率であるため注意を要する。生検後，経過とともに穿刺部の皮下軟部組織に腫瘤を触知することがある。進行すると胸壁浸潤，癌性疼痛につながる。

Ⅲ．胸膜中皮腫の治療

1．内科治療

1）一次治療
（1）免疫チェックポイント阻害薬

　免疫チェックポイント阻害薬同士の併用療法であるニボルマブ＋イピリムマブ併用療法は，プラチナ製剤＋ペメトレキセド（PEM）併用療法との第Ⅲ相比較試験である CheckMate743 試験の結果を受けて標準治療の1つとして推奨されている。CheckMate743 試験でニボルマブ＋イピリムマブ併用療法はプラチナ製剤＋PEM 併用療法に比べ全生存期間（OS）で延長効果が認められた（18.1カ月 vs 14.1 カ月，HR 0.73）が，PFS や奏効率では有意差は示されなかった。組織型によるサブグループでの OS の解析では，上皮様において HR 0.85，非上皮様において HR 0.48 であり，非上皮様で特に有効であった[21)22)]。

　一方，殺細胞性抗がん薬と免疫チェックポイント阻害薬の併用療法は，シスプラチン（CDDP）＋PEM 併用療法にニボルマブの上乗せの有効性と安全性を検討した国内第Ⅱ相試験である JME-001試験において，高い奏効率（77.8％）と忍容性が確認された[23)]。また，プラチナ製剤＋PEM 併用療法にペムブロリズマブの上乗せの効果を検証した国際第Ⅲ相試験である KEYNOTE-483/CCTGIND.227 試験において，OS 延長効果（併用群 17.3 カ月 vs 非併用群 16.1 カ月，HR 0.79）が証明され，サブグループ解析の結果，上皮様で HR 0.89，非上皮様で HR 0.57 と，非上皮様で大きな上乗せ効果を認めた[24)]。しかし，いずれのレジメンも 2024 年 11 月時点でわが国では保険償還されていない。

（2）殺細胞性抗がん薬

　CDDP＋PEM 併用療法が標準治療の1つとして推奨されている[25)]。カルボプラチン（CBDCA）＋PEM の併用療法は，CDDP＋PEM 併用療法とほぼ同等の成績が得られており，CDDP 不耐患者に対する選択肢となっている。ただし，わが国では CBDCA は保険償還されていない。また，CDDP＋PEM 併用療法による一次治療有効例に対する維持療法として，PEM 単剤投与の有効性は示唆されていない[26)]。

2）二次治療

　わが国で実施された二次または三次治療としてのニボルマブ単剤投与の試験において有用な効果が認められ（奏効率 29.4％，PFS 中央値 6.1 カ月，OS 中央値 17.3 カ月）[27)]，長期フォローアップによる3年生存率も 23.5％と良好な結果であった[28)]。また，第Ⅲ相試験である CONFIRM 試験においてもプラセボ群に対する優越性が検証され（奏効率 11.1％ vs 1.0％，PFS 中央値 3.0 カ月 vs 1.8 カ月，OS 中央値 10.2 カ月 vs 6.9 カ月）[29)]，ニボルマブを含まないがん化学療法後に増悪した切除不能な進行・再発の中皮腫へのニボルマブ投与が推奨されている[12)]。

一方，抗CTLA-4抗体のトレメリムマブは，プラセボとの比較でOSに有意差が得られなかった[30]。また，初回治療として免疫療法を行った症例に対する二次治療に関しては確立されたものはないが，PEM未使用時の二次治療としてはPEM投与が推奨されており，PEM併用もしくは単剤による治療が行われている[12]。

3）三次治療以降

ほぼ全例で二次治療までにニボルマブ，イピリムマブ，CDDP，PEMといったキードラッグが使用済みである場合がほとんどで，三次治療以降で明確なエビデンスのある薬物療法は存在しないが，患者の年齢やPSや合併症を考慮したうえで，化学療法に対して忍容性があると判断される場合は，以下に挙げるいくつかの治療法が観察研究や第II相試験のデータを元に実地診療として行われている。

（1）PEM再投与

一次治療でPEMを含むレジメンによる治療で3〜6カ月以上のPFSを達成した症例に対し，PEMを含むレジメンを再投与した後方視的研究では，PFS中央値で3.8〜5.1カ月，OS中央値で10.5〜13.6カ月と報告され[31)32]，特に12カ月以上のPFSを得ることができた症例では有意にPFSが長かった[31]。以上より，3カ月以上のPFSを得ることができた症例にはPEMの再投与も選択肢になり得ると考える。

（2）ビノレルビン（VNR）単剤療法

再発症例63例に対してVNR単剤療法の効果を検証した第II相試験では，奏効率16%，OS中央値が9.6カ月であり，68%の症例で6カ月間の無増悪生存が確認された[33]。本試験では，わが国での使用量よりやや多い$30\,mg/m^2$が使用されていること，またVNR単剤療法はわが国では保険償還されていないことに留意する必要があるが，治療法の少ない中皮腫に対して実地診療として使用されている。

（3）VNR＋ゲムシタビン（GEM）併用療法

前治療でPEM含有レジメンによる治療を受けた症例に対して行われたVNR＋GEM併用療法の第II相試験の結果は，奏効率10%，PFS中央値2.8カ月，OS中央値10.9カ月であった[34]。わが国での後方視的研究では，プラチナ製剤＋PEM併用療法後の再発例に使用した場合，奏効率18%，PFS中央値6.0カ月，OS中央値11.2カ月と報告されている[35]。本レジメンもわが国では保険償還されていないが，実地臨床において使用されている。

（4）イリノテカン（CPT-11）＋GEM併用療法

近年，一次治療としてPEM含有レジメンによる治療を受けた62例の症例に対し，二次治療としてCPT-11＋GEM併用療法を行った後方視的研究が行われ，奏効率は1.6%に留まったものの，病勢制御率66.1%，PFS中央値5.7カ月，OS中央値11.3カ月と報告された[36]。本レジメンも保険償還されていないが，代替治療の少ない中皮腫に対する三次治療以降では治療選択肢の1つとなる可能性がある。

4）中皮腫細胞の特性に基づく治療法

（1）メソテリンを標的とする治療

メソテリンは中皮腫の特に上皮様で高発現が知られている糖蛋白質で，腫瘍浸潤を促進すると考えられている[37]。近年，プラチナ製剤＋PEM 併用療法後に再発した症例に対し，抗メソテリン抗体とチュブリン阻害薬 maytansinoid の抗体薬物複合体 anetumab ravtansine（AR）と VNR を比較検証したランダム化第 II 相試験が行われた。AR 群と VNR 群のそれぞれの結果は，奏効率 16% vs 6%，PFS 中央値 4.3 カ月 vs 4.5 カ月，OS 中央値 9.5 カ月 vs 11.6 カ月と有意差を認めなかった。しかしながら，AR の効果はメソテリン高発現細胞の割合が多いほど有意に高く，メソテリンの発現がバイオマーカーとなる可能性がある[38]。現在 AR＋ペムブロリズマブ併用療法について臨床試験が行われている（NCT03126630 試験）。

（2）血管新生を標的とする治療

中皮腫においては，血管新生と予後の逆相関が報告されている[39]。CDDP＋PEM 併用療法に抗血管内皮細胞増殖因子（VEGF）抗体ベバシズマブを加えた群と CDDP＋PEM 併用療法群を比較した第 III 相比較試験（MAPS 試験）の結果，PFS 中央値 9.2 カ月 vs 7.3 カ月，OS 中央値 18.8 カ月 vs 16.1 カ月と 3 剤併用群の優越性が証明された[40]。また，抗 PD-1 抗体とニンテダニブの相乗効果が基礎実験で示されており[41]，ペムブロリズマブ＋ニンテダニブ併用療法の第 Ib 相試験（PEMBIB 試験）では，奏効率 24.1%，PFS 中央値 6.2 カ月，OS 中央値 14.1 カ月と報告された[42]。

以上のように，血管新生阻害薬は期待されているが，わが国では保険適用上の使用は困難である。

（3）遺伝子変異を標的とする治療

標的治療の迅速な評価を目的として，英国では Mesothelioma Stratified Therapy（MiST）として，第 II 相の umbrella trial が進行中である。標準治療を受けたが増悪し，*BAP1* または *BRCA1* 遺伝子が欠損し DNA 修復機能を PARP に依存している症例（MiST1 群）には PARP 阻害薬のルカパリブが，*CDKN2A* 遺伝子がコードし CDK4/6 阻害作用のある p16ink4A の発現消失が確認された症例（MiST2 群）には CDK4/6 阻害薬のアベマシクリブが投与された。12 週後の病勢制御率は MiST1 では 58%[43]，MiST2 では 54% と報告され[44]，いずれも期待のもてる結果であった。*NF2* 遺伝子の機能喪失変異例では，転写共役因子 YAP/TAZ と転写因子 TEAD の相互作用阻害薬が期待されるが[45]，第 I 相試験が試みられている段階である[46]。

2. 外科治療

胸膜中皮腫の根治目的の術式には患側肺を切除する胸膜肺全摘術（EPP）と患側肺を温存させる胸膜切除/肺剥皮術（P/D）がある。腫瘍が胸膜から発生するため周囲組織とのマージンが存在しないという解剖学的な理由により，いずれの術式を用いても R0 切除は不可能で，手術の目的は R1 切除（肉眼的完全切除＝MCR）であるため，手術は集学的治療の一環であると認識されている。EPP と P/D の成績を直接比較した前方視的試験はないため，優劣に関する明確なエビデンスは存在しないが，システマティックレビューでは手術死亡率（EPP 6.8% vs P/D 2.9%），有害事象発生率（EPP 62.0% vs P/D 27.9%）で P/D が良好であった[47]。以上より，現状では EPP から P/D へと術式が変

遷しているが，ともに侵襲の高い手術であり，患者個々の手術適応については十分に評価する必要がある。

　わが国で行われた JMIG1101 試験（CDDP＋PEM 併用療法による術前化学療法後に P/D を実施）では，MCR を 90％に達成し，OS 中央値 41.4 カ月，治療関連死亡 0％と良好な成績であった[48]。診療ガイドラインでは，臨床病期 I–IIIA 期で術後に MCR を得られると考えられる症例に対して外科的切除を行うことが推奨されている（推奨の強さ 1，エビデンスの強さ B）[12]。

3. 放射線治療

　中皮腫において放射線治療は，集学的治療の一環として施行される[15]。外科切除の術式の変遷とともに放射線治療の在り方も変化してきた。

　周術期治療としての放射線治療は，局所制御率の向上を目指した術後放射線治療で，EPP 後に施行されてきた。化学療法と組み合わせた三者併用療法に関する多施設臨床研究として，第 II 相試験がわが国で実施された[49]。強度変調放射線治療（IMRT）により，標的体積への線量分布の向上と正常組織への線量低減が可能となり，わが国においても有効性が報告されている[50]～[52]。ただし，IMRT 施行時には健側肺の低線量域が拡大することによる重篤な放射線肺臓炎の危険性を伴うため，経験豊富な施設で慎重に行う必要がある[50][51]。

　近年，術後の心肺機能保持の観点から P/D が注目されている。非根治的 P/D 術後に IMRT を用いた放射線治療を行うことで，姑息照射と比較して OS 中央値が 25.6 カ月 vs 12.4 カ月と向上することが第 III 相試験で示された[53]。しかしながら，重篤な有害事象が懸念されることに加え，わが国では安全性の確認が行われていないため，P/D 後などの肺が残存する状態での術後放射線治療は推奨されていない。

　また，疼痛管理のための緩和的放射線治療が検討される[15]。緩和的放射線治療の至適線量は不明であるが，総線量や 1 回線量と症状緩和効果との関連性の報告があることから，米国 NCCN ガイドラインでは 1 回 4 Gy 以上で 20 Gy 以上の線量が推奨されている[15][54]。第 II 相試験（SYSTEM-2 試験）で 20 Gy/5 分割と 36 Gy/6 分割の比較が行われ，その結果が待たれる[55]。

　なお，胸壁穿刺部位に対する再発予防目的での放射線治療は，第 III 相試験（SMART 試験）において，播種が顕在化してからの放射線治療に比して，播種発現率，症状，生存期間に有意差がみられず，ルーチンでは推奨されない[15][56]。

　なお，内科治療，外科治療，放射線治療のすべての領域において，臨床試験結果および保険承認の状況により次回の規約改訂までに適応や推奨度が容易に変わる可能性があり，適宜診療ガイドラインを参照することを推奨する。

引用文献

1) 厚生労働省．都道府県別にみた中皮腫による死亡数の年次推移（平成7年～令和5年）人口動態統計（確定数）．2023．
https://www.mhlw.go.jp/toukei/saikin/hw/jinkou/tokusyu/chuuhisyu23/index.html〔accessed 2024/11/29〕

2) Center Disease Control and Prevention(CDC). United States Cancer Statistics：Data Visualizations.
https://www.cdc.gov/cancer/dataviz〔accessed 2024/4/25〕

3) 独立行政法人環境再生保全機構．2．中皮腫判定症例のデータベース化業務，令和5年度中皮腫登録事業報告書．環境省，2024年．
https://www.env.go.jp/content/000196356.pdf〔accessed 2024/5/21〕

4) Attanoos RL, Churg A, Galateau-Salle F, et al. Malignant mesothelioma and its non-asbestos causes. Arch Pathol Lab Med. 2018；142(6)：753-60.〔PMID：29480760〕

5) Pairon JC, Laurent F, Rinaldo M, et al. Pleural plaques and the risk of pleural mesothelioma. J Natl Cancer Inst. 2013；105(4)：293-301.〔PMID：23355760〕

6) Bueno R, Stawiski EW, Goldstein LD, et al. Comprehensive genomic analysis of malignant pleural mesothelioma identifies recurrent mutations, gene fusions and splicing alterations. Nat Genet. 2016；48(4)：407-16.〔PMID：26928227〕

7) Zhang M, Luo JL, Sun Q, et al. Clonal architecture in mesothelioma is prognostic and shapes the tumour microenvironment. Nat Commun. 2021；12(1)：1751.〔PMID：33741915〕

8) Mangiante L, Alcala N, Sexton-Oates A, et al. Multiomic analysis of malignant pleural mesothelioma identifies molecular axes and specialized tumor profiles driving intertumor heterogeneity. Nat Genet. 2023；55(4)：607-18.〔PMID：36928603〕

9) Panou V, Gadiraju M, Wolin A, et al. Frequency of germline mutations in cancer susceptibility genes in malignant mesothelioma. J Clin Oncol. 2018；36(28)：2863-71.〔PMID：30113886〕

10) Pilarski R, Carlo MI, Cebulla C, et al. BAP1 tumor predisposition syndrome. GeneReviews®〔Internet〕(Adam MP, et al. eds.). University of Washington, 1993-2024.
http://www.ncbi.nlm.nih.gov/books/NBK390611/〔accessed 2024/4/25〕

11) Popat S, Baas P, Faivre-Finn C, et al. Malignant pleural mesothelioma：ESMO Clinical Practice Guidelines for diagnosis, treatment and follow-up. Ann Oncol. 2022；33(2)：129-42.〔PMID：34861373〕

12) 日本肺癌学会．第2部．悪性胸膜中皮腫診療ガイドライン．肺癌診療ガイドライン―悪性胸膜中皮腫・胸腺腫瘍含む―2024年版．
https://www.haigan.gr.jp/guideline/2023/〔accessed 2024/11/29〕

13) Hollevoet K, Reitsma JB, Creaney J, et al. Serum mesothelin for diagnosing malignant pleural mesothelioma：an individual patient data meta-analysis. J Clin Oncol. 2012；30(13)：1541-9.〔PMID：22412141〕

14) Wheatley-Price P, Yang B, Patsios D, et al. Soluble mesothelin-related Peptide and osteopontin as markers of response in malignant mesothelioma. J Clin Oncol. 2010；28(20)：3316-22.〔PMID：20498407〕

15) National Comprehensive Cancer Network. NCCN Clinical Practice Guidelines in Oncology. Mesothelioma：Pleural, Version 1. 2025.
https://www.nccn.org/professionals/physician_gls/pdf/meso_pleural.pdf〔accessed 2024/11/28〕

16) Kindler HL, Ismaila N, Armato SG 3rd, et al. Treatment of malignant pleural mesothelioma：American Society of Clinical Oncology Clinical Practice Guideline. J Clin Oncol. 2018；36(13)：1343-73.〔PMID：29346042〕

17) Fujimoto N, Gemba K, Asano M, et al. Hyaluronic acid in the pleural fluid of patients with malignant pleural mesothelioma. Respir Investig. 2013；51(2)：92-7.〔PMID：23790737〕

18) Gao R, Wang F, Wang Z, et al. Diagnostic value of soluble mesothelin-related peptides in pleural effusion for malignant pleural mesothelioma：an updated meta-analysis. Medicine(Baltimore). 2019；98(14)：e14979.〔PMID：30946324〕

19) Wolf AS, Rosenthal A, Giroux DJ, et al. The International Association for the Study of Lung Cancer Pleural Mesothelioma Staging Project：updated modeling of prognostic factors in pleural mesothelioma. J Thorac Oncol. 2023；18(12)：1689-702.〔PMID：37567386〕

20) Agarwal PP, Seely JM, Matzinger FR, et al. Pleural mesothelioma：sensitivity and incidence of needle track seeding after image-guided biopsy versus surgical biopsy. Radiology. 2006；241(2)：589-94.〔PMID：17005770〕

21) Baas P, Scherpereel A, Nowak AK, et al. First-line nivolumab plus ipilimumab in unresectable malignant pleural mesothelioma(CheckMate 743)：a multicentre, randomised, open-label, phase 3 trial. Lancet. 2021；397(10272)：

375-86. [PMID：33485464]

22) Peters S, Scherpereel A, Cornelissen R, et al. First-line nivolumab plus ipilimumab versus chemotherapy in patients with unresectable malignant pleural mesothelioma：3-year outcomes from CheckMate 743. Ann Oncol. 2022；33 (5)：488-99. [PMID：35124183]

23) Miyamoto Y, Kozuki T, Aoe K, et al. JME-001 phase Ⅱ trial of first-line combination chemotherapy with cisplatin, pemetrexed, and nivolumab for unresectable malignant pleural mesothelioma. J Immunother Cancer. 2021；9(10)：e003288. [PMID：34711664]

24) Chu Q, Perrone F, Greillier L, et al. Pembrolizumab plus chemotherapy versus chemotherapy in untreated advanced pleural mesothelioma in Canada, Italy, and France：a phase 3, open-label, randomised controlled trial. Lancet. 2023；402(10419)：2295-306. [PMID：37931632]

25) Vogelzang NJ, Rusthoven JJ, Symanowski J, et al. Phase Ⅲ study of pemetrexed in combination with cisplatin versus cisplatin alone in patients with malignant pleural mesothelioma. J Clin Oncol. 2003；21(14)：2636-44. [PMID：12860938]

26) Dudek AZ, Wang X, Gu L, et al. Randomized study of maintenance pemetrexed versus observation for treatment of malignant pleural mesothelioma：CALGB 30901. Clin Lung Cancer. 2020；21(6)：553-61. [PMID：32727707]

27) Okada M, Kijima T, Aoe K, et al. Clinical efficacy and safety of nivolumab：results of a multicenter, open-label, single-arm, Japanese phase Ⅱ study in malignant pleural mesothelioma(MERIT). Clin Cancer Res. 2019；25(18)：5485-92. [PMID：31164373]

28) Fujimoto N, Okada M, Kijima T, et al. Clinical efficacy and safety of nivolumab in Japanese patients with malignant pleural mesothelioma：3-year results of the MERIT study. JTO Clin Res Rep. 2020；2(3)：100135. [PMID：34589998]

29) Fennell DA, Ewings S, Ottensmeier C, et al. Nivolumab versus placebo in patients with relapsed malignant mesothelioma(CONFIRM)：a multicentre, double-blind, randomised, phase 3 trial. Lancet Oncol. 2021；22(11)：1530-40. [PMID：34656227]

30) Maio M, Scherpereel A, Calabrò L, et al. Tremelimumab as second-line or third-line treatment in relapsed malignant mesothelioma(DETERMINE)：a multicentre, international, randomised, double-blind, placebo-controlled phase 2b trial. Lancet Oncol. 2017；18(9)：1261-73. [PMID：28729154]

31) Ceresoli GL, Zucali PA, De Vincenzo F, et al. Retreatment with pemetrexed-based chemotherapy in patients with malignant pleural mesothelioma. Lung Cancer. 2011；72(1)：73-7. [PMID：21216487]

32) Bearz A, Talamini R, Rossoni G, et al. Re-challenge with pemetrexed in advanced mesothelioma：a multi-institutional experience. BMC Res Notes. 2012；5：482. [PMID：22943698]

33) Stebbing J, Powles T, McPherson K, et al. The efficacy and safety of weekly vinorelbine in relapsed malignant pleural mesothelioma. Lung Cancer. 2009；63(1)：94-7. [PMID：18486273]

34) Zucali PA, Ceresoli GL, Garassino I, et al. Gemcitabine and vinorelbine in pemetrexed-pretreated patients with malignant pleural mesothelioma. Cancer. 2008；112(7)：1555-61. [PMID：18286536]

35) Toyokawa G, Takenoyama M, Hirai F, et al. Gemcitabine and vinorelbine as second-line or beyond treatment in patients with malignant pleural mesothelioma pretreated with platinum plus pemetrexed chemotherapy. Int J Clin Oncol. 2014；19(4)：601-6. [PMID：24158772]

36) Koda Y, Kuribayashi K, Doi H, et al. Irinotecan and gemcitabine as second-line treatment in patients with malignant pleural mesothelioma following platinum plus pemetrexed chemotherapy：a retrospective study. Oncology. 2021；99(3)：161-8. [PMID：33053560]

37) Borea F, Franczak MA, Garcia M, et al. Target therapy in malignant pleural mesothelioma：hope or mirage? Int J Mol Sci. 2023；24(11)：9165. [PMID：37298116]

38) Kindler HL, Novello S, Bearz A, et al. Anetumab ravtansine versus vinorelbine in patients with relapsed, mesothelin-positive malignant pleural mesothelioma(ARCS-M)：a randomised, open-label phase 2 trial. Lancet Oncol. 2022；23(4)：540-52. [PMID：35358455]

39) Chia PL, Russell P, Asadi K, et al. Analysis of angiogenic and stromal biomarkers in a large malignant mesothelioma cohort. Lung Cancer. 2020；150：1-8. [PMID：33035778]

40) Zalcman G, Mazieres J, Margery J, et al. Bevacizumab for newly diagnosed pleural mesothelioma in the Mesothelioma Avastin Cisplatin Pemetrexed Study(MAPS)：a randomised, controlled, open-label, phase 3 trial. Lancet. 2016；387(10026)：1405-14. [PMID：26719230]

41) Tada A, Minami T, Kitai H, et al. Combination therapy with anti-programmed cell death 1 antibody plus angiokinase inhibitor exerts synergistic antitumor effect against malignant mesothelioma via tumor microenvironment modulation. Lung Cancer. 2023 ; 180 : 107219. [PMID : 37146474]

42) Danlos FX, Texier M, Job B, et al. Genomic instability and protumoral inflammation are associated with primary resistance to anti-PD-1＋antiangiogenesis in malignant pleural mesothelioma. Cancer Discov. 2023 ; 13(4) : 858-79. [PMID : 36669143]

43) Fennell DA, King A, Mohammed S, et al. Rucaparib in patients with BAP1-deficient or BRCA1-deficient mesothelioma(MiST1) : an open-label, single-arm, phase 2a clinical trial. Lancet Respir Med. 2021 ; 9(6) : 593-600. [PMID : 33515503]

44) Fennell DA, King A, Mohammed S, et al. Abemaciclib in patients with p16ink4A-deficient mesothelioma(MiST2) : a single-arm, open-label, phase 2 trial. Lancet Oncol. 2022 ; 23(3) : 374-81. [PMID : 35157829]

45) Sekido Y, Sato T. NF2 alteration in mesothelioma. Front Toxicol. 2023 ; 5 : 1161995. [PMID : 37180489]

46) Yap TA, Kwiatkowski DJ, Desai J, et al. First-in-class, first-in-human phase 1 trial of VT3989, an inhibitor of yes-associated protein(YAP)/transcriptional enhancer activator domain(TEAD), in patients(pts)with advanced solid tumors enriched for malignant mesothelioma and other tumors with neurofibromatosis 2(NF2)mutations. In : Proceedings of the 114th Annual Meeting of the American Association for Cancer Research ; 2023. Abstracts CT006.

47) Cao C, Tian D, Park J, et al. A systematic review and meta-analysis of surgical treatments for malignant pleural mesothelioma. Lung Cancer. 2014 ; 83(2) : 240-5. [PMID : 24360321]

48) Hasegawa S, Yokoi K, Okada M, et al. Neoadjuvant pemetrexed plus cisplatin followed by pleurectomy for malignant pleural mesothelioma. J Thorac Cardiovasc Surg. 2022 ; 163(6) : 1940-7. e5. [PMID : 34419248]

49) Hasegawa S, Okada M, Tanaka F, et al. Trimodality strategy for treating malignant pleural mesothelioma : results of a feasibility study of induction pemetrexed plus cisplatin followed by extrapleural pneumonectomy and postoperative hemithoracic radiation(Japan Mesothelioma Interest Group 0601 Trial). Int J Clin Oncol. 2016 ; 21(3) : 523-30. [PMID : 26577445]

50) Chi A, Liao Z, Nguyen NP, et al. Intensity-modulated radiotherapy after extrapleural pneumonectomy in the combined-modality treatment of malignant pleural mesothelioma. J Thorac Oncol. 2011 ; 6(6) : 1132-41. [PMID : 21532502]

51) de Perrot M, Wu L, Wu M, et al. Radiotherapy for the treatment of malignant pleural mesothelioma. Lancet Oncol. 2017 ; 18(9) : e532-42. [PMID : 28884702]

52) Matsuo Y, Shibuya K, Okubo K, et al. Long-term outcomes of intensity-modulated radiotherapy following extrapleural pneumonectomy for malignant pleural mesothelioma. Acta Oncol. 2017 ; 56(7) : 957-62. [PMID : 28117611]

53) Trovo M, Relevant A, Polesel J, et al. Radical hemithoracic radiotherapy versus palliative radiotherapy in non-metastatic malignant pleural mesothelioma : results from a phase 3 randomized clinical trial. Int J Radiat Oncol Biol Phys. 2021 ; 109(5) : 1368-76. [PMID : 33259933]

54) de Graaf-Strukowska L, van der Zee J, van Putten W, et al. Factors influencing the outcome of radiotherapy in malignant mesothelioma of the pleura--a single-institution experience with 189 patients. Int J Radiat Oncol Biol Phys. 1999 ; 43(3) : 511-6. [PMID : 10078630]

55) Ashton M, O'Rourke N, Macleod N, et al. SYSTEMS-2 : a randomised phase II study of radiotherapy dose escalation for pain control in malignant pleural mesothelioma. Clin Transl Radiat Oncol. 2017 ; 8 : 45-9. [PMID : 29594241]

56) Clive AO, Taylor H, Dobson L, et al. Prophylactic radiotherapy for the prevention of procedure-tract metastases after surgical and large-bore pleural procedures in malignant pleural mesothelioma(SMART) : a multicentre, open-label, phase 3, randomised controlled trial. Lancet Oncol. 2016 ; 17(8) : 1094-104. [PMID : 27345639]

中皮腫瘍
取扱い規約 第2版

9. その他の中皮腫

I. はじめに

　わが国の悪性腫瘍による死亡者数は，2023年（令和5年）では382,504人であり[1]，そのうち中皮腫による死亡者数は1,595人であった[2]。中皮腫は，胸腔，心囊腔，腹腔および精巣鞘膜腔で体腔表面を覆う中皮やその下の結合組織の未分化な間葉系細胞に由来する悪性腫瘍である。胸膜，心膜，腹膜，および極めて稀に腹膜鞘状突起の遺残である精巣鞘膜に発生し，発生部位によって胸膜中皮腫，腹膜中皮腫，心膜中皮腫および精巣鞘膜中皮腫に分類される。なお，現在では中皮腫はそれらすべてが悪性として定義されているため，"malignant"という用語は中皮腫を部位別に分類する際に使用されなくなった[3]。2013年8月から2023年12月末までに「石綿による健康被害の救済に関する法律」により中皮腫の判定を受け登録された5,593人（男4,437，女1,156）を部位別にみると，胸膜5,051人，腹膜428人，その他（胸膜・腹膜，胸膜・心膜，心膜，精巣鞘膜など）114人であった[4]。

Ⅱ．腹膜中皮腫

1．概要および疫学

　腹膜中皮腫は中皮腫全体の約 15％と報告されており，男女比は 3：2 で胸膜に比して発症年齢が低い[5]。先進国における腹膜中皮腫の発症頻度は 100 万人あたり男性で 0.5〜3 人，女性で 0.2〜2 人とされ[6]，米国の報告によると，診断時平均年齢は約 69 歳で，患者の 1 年全生存率は約 46％，5 年全生存率は約 20％で治癒は稀とされている[7]。

2．発症要因

　胸膜中皮腫において石綿（アスベスト）ばく露との因果関係が症例の 80％以上で示されているのに対し，腹膜中皮腫では 30〜50％とされている[8)〜11)]。腹膜中皮腫は胸膜中皮腫に比し，さらに高濃度の石綿ばく露後に発生することが知られており[12]，石綿ばく露が腹膜中皮腫による死亡のリスクを上昇させることも報告されている[13]。

　最近の分子研究において，石綿ばく露歴のない腹膜中皮腫の発症に関連する可能性のある遺伝子変異が注目されている。腹膜中皮腫の包括的なゲノム解析により腫瘍抑制遺伝子の機能喪失変化が明らかとなった。胸膜中皮腫で頻繁に変化する *BAP1* 遺伝子（約 25〜60％），*NF2* 遺伝子（約 40〜50％），*CDKN2A* 遺伝子（約 70％以上）につき，腹膜中皮腫においては，*BAP1* 遺伝子の欠失と *NF2* 遺伝子の変異は同程度に認められるが，*CDKN2A* 遺伝子の欠失の頻度は胸膜中皮腫よりも低い[14]。また腹膜中皮腫では，胸膜中皮腫ではみられない *ALK* 遺伝子の再構成が認められる症例が約 3％存在することや[15]，患者の約 50％は PD-L1 発現レベルが陽性で他癌種と同様に PD-L1 の高発現症例が存在することも確認されている[15)16)]。

3．臨床的特徴と診断

　臨床症状は腹腔内の腫瘍量や腹水の程度に関連し，患者は腹部腫瘤（図 1）による腹痛，腹部膨満感，食欲不振，体重減少を訴えることが多いが，発熱により，あるいは偶然発見される場合もあり特異的な症状はない[12)13)17)]。女性の腹膜中皮腫患者はしばしば婦人科を受診し婦人科癌として手術され，進行すると腫瘍が卵巣やその周囲にも及び，開腹時に卵巣腫瘍の腹膜播種と誤認されることがある[17]。

　他の腹腔腫瘍と鑑別可能な特異的画像所見はなく，腹腔細胞診の診断精度も高くないため，診断の確定には組織診が推奨されている[18]。そして，その生検部位の同定には FDG-PET が有用であることが報告されている[19]。

　腹膜中皮腫は，臨床症状が非特異的で他の腹腔腫瘍と類似している一方，その疾患希少性から診

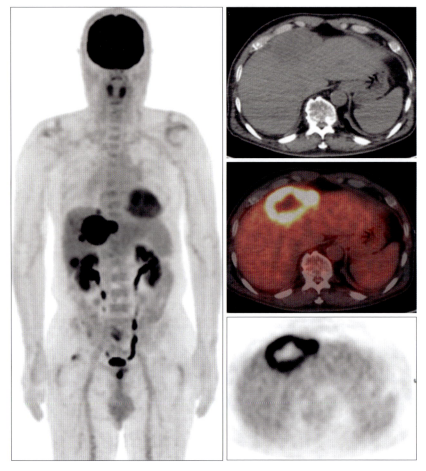

図1. 上皮様腹膜中皮腫（dry-painful type），70歳代男性

断確定はしばしば遅延し，症状発症から確定診断までに時間を要することが多い[20)21)]。

4. 病期分類および臨床病型分類

　UICC-TNM 第8版において，腹膜中皮腫の TNM 分類は設定されていない。腹膜中皮腫を対象として，PCI score による原発腫瘍の進展度（T），腹腔内リンパ節転移（N），腹腔外への腫瘍の広がり（M）を基にした新たな病期分類が提唱され，予後と相関する[22)]とされるが，わが国における汎用性は明らかではない。
　臨床病型分類として，CT 画像所見から腹水貯留を主とする wet type（腹水型），腫瘤形成を主とする dry-painful type（腫瘤形成型），両者の特徴をもつ combined type（混合型）の3病型に分類する方法が提唱されている[23)]。

5. 肉眼所見と組織型

　肉眼的に腫瘤が明らかではなく，腹水のみのものから，腹膜の平坦病変，顆粒状変化，2 cm 未満の単発ないし多発性腫瘤，びまん性腫瘤，腫瘤と腹腔内臓器が一塊化する例など症例により異なる[12)13)17)]。組織分類は胸膜中皮腫と同様であるが，上皮様が圧倒的に多く，二相性の割合は胸膜中皮腫より少なく，純粋な肉腫様は極めて稀である。中皮腫の部分像として腹膜封入嚢胞，アデノマトイド腫瘍といった良性病変や高分化乳頭状中皮腫瘍に類似した像を呈することがある。また，異所性成分や砂粒小体，リンパ球や組織球の著明な浸潤を伴うこともある[24)]。稀な特殊型である脱落膜様は，石綿ばく露の既往のない 40 歳以下の女性のみならず広い年齢の男女の腹膜に発生し，石綿ばく露の既往を認める例もある[25)]。腹膜中皮腫の組織所見と鑑別診断については病理診断の章も参照されたい。なお，過去の論文（特に診断に詳細な免疫組織化学が用いられなかった時代の論文）で「女性の腹膜中皮腫」として扱われているものの中には漿液性癌が含まれている可能性が高いことが指摘されている。

6. 治　療

　根治的治療法は存在せず，標準的治療法（外科治療，内科治療）も確立されていない。

　切除可能と判断される腹膜中皮腫に対しては，適格な患者選択を前提に海外では腫瘍減量手術（CRS）と腹腔内温熱化学療法（HIPEC）が標準治療として推奨されている[26)27)]。ただし，CRS/HIPEC は，技術の習得が困難であり重篤な合併症や死亡に至る可能性もある[28)]。そのような背景から，わが国においては CRS が施行可能な施設がほとんどなく，HIPEC に保険適用がないことや疾患の治療法に対する知見も乏しいことから，根治的な外科的加療の現状は十分に把握されていない。

　内科治療に関しては，すべての中皮腫は発生部位のいかんにかかわらず生物学的に同等であると考えられており，わが国においても胸膜以外の中皮腫においては，実臨床では胸膜中皮腫に準じて加療されてきた。近年，胸膜を除く中皮腫患者を対象としてニボルマブの有効性および安全性を検討する医師主導国内第 II 相試験（VIOLA 試験）[29)]が実施され，主要評価項目である中央判定による奏効率は 35.7%（5/14 例，95%CI：12.8-64.9%）であり，薬物治療歴の有無を問わず奏効が確認された。この結果に基づきニボルマブは 2023 年 11 月に胸膜を除く中皮腫に対し国内初の承認を取得し，新たな治療選択肢となっている。

Ⅲ．心膜中皮腫

1．概要および疫学

　心膜中皮腫は心臓および心膜腫瘍の 2～4％を占め，中皮腫全体の 0.2～1％程度を占める稀な腫瘍である[30)～32)]。2013～2022 年度の期間に中皮腫登録データベースに登録された心膜中皮腫は 24 人（0.5％）であり，うち男性 14 人，女性 10 人，発症年齢の中央値は 67 歳で主に 50～70 歳代にみられた[4)]。米国の SEER データベースにおいては，1997～2013 年の統計における全中皮腫 9,138 例のうち心膜中皮腫は 35 例（0.4％）を占めた[30)]。1997～2015 年の SEER データベースの統計では，診断時の年齢の中央値は心膜中皮腫で 57 歳，胸膜中皮腫で 73 歳，女性の比率は心膜中皮腫で 46.3％，胸膜中皮腫で 20.2％であり，胸膜中皮腫と比較して若年発症で女性に多かった[33)]。

2．発症要因

　希少腫瘍のため，心膜中皮腫発症のリスク因子を統計学的に明らかにした報告はない。心膜中皮腫の症例報告をまとめたレビューによると，石綿ばく露歴のあった症例は 21～33％であった[34)35)]。Mensi らは心膜中皮腫 7 例のうち 5 例（71.4％）に[36)]，また Marinaccio らは 45 例のうち 27 例（60％）に石綿ばく露との関連が示唆されたと報告している[37)]。石綿以外では喫煙，放射線治療や化学療法の既往，心血管疾患の既往などがリスク因子と考えられている[30)]。

　胸膜中皮腫の発症に関連する可能性のある遺伝子変異として *BAP1* 遺伝子の欠失，*NF2* 遺伝子の変異，*CDKN2A* の欠失が注目されており，心膜中皮腫においても少数例の報告であるが同様の遺伝子変異が報告されている[38)39)]。

3．臨床的特徴と診断

　収縮性心膜炎や心嚢液貯留による症状がみられるが，息切れ，浮腫，咳，前胸部痛といった非特異的なものが多い[30)32)40)]。ときに心タンポナーデや心不全を呈する。103 例の心膜中皮腫症例報告をまとめたレビューでは，画像所見として 60％に心嚢液貯留，41％に心膜結節あるいは心膜肥厚，40％に心膜腫瘤がみられた。転移は 83％にみられ，主に縦隔への進展であった。診断時の遠隔転移は比較的少なく，13％に肺転移，6％に肝転移がみられた[40)]。

　生存期間の中央値は約 6 カ月で死後に診断される例も多く，胸膜中皮腫や腹膜中皮腫よりも予後不良である[32)33)35)40)～42)]。

4. 病期分類および臨床病型分類

UICC-TNM 第 8 版において，心膜中皮腫の TNM 分類は設定されていない。

5. 肉眼所見と組織型

典型例では，心膜全体に複数の結節を形成する。しばしば大血管に侵襲するが，心筋への浸潤は稀である[43]。組織学的に胸膜の中皮腫と同様であり，特殊型である脱落膜様や線維形成性の報告もある。

6. 治 療

根治的治療法は存在せず，標準的治療法（外科治療，内科治療）も確立されていない。完全切除可能と判断されれば切除が検討されるが，切除不能なことが多く，心タンポナーデの回避のための心嚢液ドレナージや心膜胸腔開窓術，心膜癒着術，あるいは胸膜中皮腫に準じた薬物療法が検討される。腹膜中皮腫の治療の項（p139 参照）で述べられているように，わが国においては抗 PD-1 抗体であるニボルマブが本症に対しても使用可能である。

Ⅳ．精巣鞘膜中皮腫

1．概要および疫学

精巣鞘膜中皮腫 mesothelioma of the tunica vaginalis testis は傍精巣中皮腫瘍 paratesticular mesothelial tumor ともよばれる非常に稀な腫瘍である。疫学については不明な点が多いが，全中皮腫に占める割合は 1%以下と報告されている[30]。

2．発症要因

危険因子は慢性陰嚢水腫[44]や外傷，ヘルニアなどに加えて，石綿ばく露の関与が挙げられる。Mezei らのレビューでは，89 例の精巣鞘膜中皮腫のうち 50 例（56%）において石綿にばく露した可能性があると考えられ，そのうちの 15 例（30%）において石綿ばく露との関連が確認されたかあるいは関連があるとみなされた[30]。本疾患の発症や病態における石綿ばく露の関与については未だ確立されていないが，最近の報告では，精巣鞘膜中皮腫 289 例中 80 例（27.7%）に[45]，154 例中 59 例（38.3%）に[46]，あるいは 80 例中 47 例（58.8%）において石綿ばく露歴があったと報告されており[37]，本疾患においても石綿ばく露との関連が示唆されている。

3．臨床的特徴と診断

好発年齢は 55〜75 歳と報告されており，50 歳以下の男性と比較すると 80 歳以上では発症率が 18.6 倍上昇する[47]。初期には特に自覚症状がないが，進行すると精巣の腫脹や圧痛を呈することがある[48]。診断契機は精索水腫や陰嚢水腫に対する水瘤切除術の結果として偶然発見されることが多い。また傍精巣腫瘍の生検や鼠径ヘルニア手術で発見されることもある[49]。エコー検査は精巣腫瘍の検出には有用だが，本疾患の診断には十分ではない。特異的な腫瘍マーカーや血液検査所見に乏しく，確定診断には組織診断が必須である。しかし，部分的な生検では精索間質性腫瘍などと誤診されることもあり注意が必要である[50]。術中に診断された症例では，水腫の内容液が血性であること，また精巣漿膜に隆起や線維性肥厚が確認されたとの報告もある[48]。

4．病期分類および臨床病型分類

UICC-TNM 第 8 版において，精巣鞘膜中皮腫の TNM 分類は設定されていない。

5. 肉眼所見と組織型

精巣鞘膜の肥厚や結節を形成する。陰嚢に結節を形成することもある。また，腫瘍が精巣実質に及ぶことがある。組織学的にほとんどが上皮様である。扁平上皮への分化，骨や軟骨といった異所性成分を伴う例もある。

6. 治　療

精巣鞘膜中皮腫に対する標準療法は確立していないが，胸膜中皮腫や腹膜中皮腫に準じて外科治療や放射線治療，内科治療を組み合わせてなされることが多い。外科治療に関しては，陰嚢水腫壁の局所切除のみを施行した症例では35.7％が局所再発を起こし，陰嚢精巣摘出術（同10.5％）や高位精巣摘除術（11.5％）と比較しても再発率が高い。したがって，現時点では高位精巣摘除術が第一選択の術式となる[48]。化学療法としては胸膜中皮腫に準じてCDDP＋PEM併用療法が術後化学療法や切除不能あるいは遠隔転移を有する症例に対して選択されることが多い[50]。心膜および腹膜中皮腫と同様に，わが国においては抗PD-1抗体であるニボルマブが本症に対しても使用可能である。

限局した病変の根治的切除術が施行し得た症例では良好な予後を望める可能性がある[51]。しかし，精索や陰嚢への浸潤がある場合は局所再発のリスクが高いとされ[45]，全体の52.5％の症例で再発をきたし，平均生存期間は全体で23カ月，再発症例では14カ月とする報告がある[48]。

引用文献

1) 厚生労働省．令和5年(2023)人口動態統計(確定数)の概況．2024．
  https://www.mhlw.go.jp/toukei/saikin/hw/jinkou/kakutei23/index.html
2) 厚生労働省．都道府県別にみた中皮腫による死亡数の年次推移(平成7年〜令和5年)人口動態統計(確定数)．2023．
  https://www.mhlw.go.jp/toukei/saikin/hw/jinkou/tokusyu/chuuhisyu23/index.html［accessed 2024/11/7］
3) Ettinger DS, Wood DE, Stevenson J, et al. Mesothelioma：Peritoneal, Version 2.2023, NCCN Clinical Practice Guidelines in Oncology. J Natl Compr Canc Netw. 2023；21(9)：961-79.［PMID：37673108］
4) 独立行政法人環境再生保全機構．令和5年度中皮腫登録事業報告書．2024．
  https://www.env.go.jp/content/000196356.pdf［accessed 2024/11/7］
5) Rodríguez D, Cheung MC, Housri N, et al. Malignant abdominal mesothelioma：defining the role of surgery. J Surg Oncol. 2009；99(1)：51-7.［PMID：18942074］
6) Boffetta P. Epidemiology of peritoneal mesothelioma：a review. Ann Oncol. 2007；18(6)：985-90.［PMID：17030547］
7) Ullah A, Waheed A, Khan J, et al. Incidence, survival analysis and future perspective of primary peritoneal mesothelioma(PPM)：a population-based study from SEER database. Cancers(Basel). 2022；14(4)：942.［PMID：35205689］
8) Spirtas R, Heineman EF, Bernstein L, et al. Malignant mesothelioma：attributable risk of asbestos exposure. Occup Environ Med. 1994；51(12)：804-11.［PMID：7849863］
9) Roggli VL, Sharma A, Butnor KJ, et al. Malignant mesothelioma and occupational exposure to asbestos：a clinicopathological correlation of 1445 cases. Ultrastruct Pathol. 2002；26(2)：55-65.［PMID：12036093］
10) Attanoos RL, Churg A, Galateau-Salle F, et al. Malignant mesothelioma and its non-asbestos causes. Arch Pathol Lab Med. 2018；142(6)：753-60.［PMID：29480760］
11) García-Fadrique A, Mehta A, Mohamed F, et al. Clinical presentation, diagnosis, classification and management of

peritoneal mesothelioma : a review. J Gastrointest Oncol. 2017 ; 8(5) : 915-24. [PMID : 29184697]

12) Kim J, Bhagwandin S, Labow DM. Malignant peritoneal mesothelioma : a review. Ann Transl Med. 2017 ; 5(11) : 236. [PMID : 28706904]

13) 廣島健三, 清川貴子, 岡 輝明, 他. 女性腹膜中皮腫の病理所見について. 平成19年度環境省請負業務 被認定者に関する医学的所見等の解析及びばく露状況調査業務報告書(医学的所見等の解析調査編). 独立法人環境再生保全機構. pp15-23, 2008.

14) Hung YP, Dong F, Torre M, et al. Molecular characterization of diffuse malignant peritoneal mesothelioma. Mod Pathol. 2020 ; 33(11) : 2269-79. [PMID : 32504035]

15) Hung YP, Dong F, Watkins JC, et al. Identification of ALK rearrangements in malignant peritoneal mesothelioma. JAMA Oncol. 2018 ; 4(2) : 235-8. [PMID : 28910456]

16) Gazivoda VP, Kangas-Dick AW, Greenbaum AA, et al. Expression of PD-L1 in patients with malignant peritoneal mesothelioma : a pilot study. J Surg Res 2022 ; 277 : 131-7. [PMID : 35489218]

17) Baker PM, Clement PB, Young RH. Malignant peritoneal mesothelioma in women : a study of 75 cases with emphasis on their morphologic spectrum and differential diagnosis. Am J Clin Pathol. 2005 ; 123(5) : 724-37. [PMID : 15981812]

18) Sauter JL, Dacic S, Galateau-Salle F, et al. The 2021 WHO Classification of Tumors of the Pleura : Advances Since the 2015 Classification. J Thorac Oncol. 2022 ; 17(5) : 608-22. [PMID : 35026477]

19) Kuribayashi K, Kitajima K, Minami T, et al. Malignant peritoneal mesothelioma features shown by FDG-PET/CT. Cancer Diagn Progn. 2022 ; 2(6) : 654-60. [PMID : 36340443]

20) Gregory SN, Sarvestani AL, Blakely AM. Malignant peritoneal mesothelioma literature review : past, present, and future. Dig Med Res. 2022 ; 5 : 29. [PMID : 36061260]

21) Kaya H, Sezgi C, Tanrikulu AC, et al. Prognostic factors influencing survival in 35 patients with malignant peritoneal mesothelioma. Neoplasma. 2014 ; 61(4) : 433-8. [PMID : 24645844]

22) Yan TD, Deraco M, Elias D, et al. A novel tumor-node-metastasis(TNM)staging system of diffuse malignant peritoneal mesothelioma using outcome analysis of a multi-institutional database. Cancer. 2011 ; 117(9) : 1855-63. [PMID : 21509762]

23) Sugarbaker PH, Acherman YI, Gonzalez-Moreno S, et al. Diagnosis and treatment of peritoneal mesothelioma : The Washington Cancer Institute experience. Semin Oncol. 2002 ; 29(1) : 51-61. [PMID : 11836669]

24) Malpica A. Peritoneal mesothelioma-an update. Adv Anat Pathol. 2023 ; 30(4) : 262-74. [PMID : 36729766]

25) Shanks JH, Harris M, Banerjee SS, et al. Mesotheliomas with deciduoid morphology : a morphologic spectrum and a variant not confined to young females. Am J Surg Pathol. 2000 ; 24(2) : 285-94. [PMID : 10680897]

26) Turaga KK, Deraco M, Alexander HR. Current management strategies for peritoneal mesothelioma. Int J Hyperthermia. 2017 ; 33(5) : 579-81. [PMID : 28664790]

27) Gilani SNS, Mehta A, Garcia-Fadrique A, et al. Outcomes of cytoreductive surgery with hyperthermic intraperitoneal chemotherapy for peritoneal mesothelioma and predictors of survival. Int J Hyperthermia. 2018 ; 34(5) : 578-84. [PMID : 29431036]

28) Kusamura S, Moran BJ, Sugarbaker PH, et al. Multicentre study of the learning curve and surgical performance of cytoreductive surgery with intraperitoneal chemotherapy for pseudomyxoma peritonei. Br J Surg. 2014 ; 101(13) : 1758-65. [PMID : 25329419]

29) Kuribayashi K, Igeta M, Daimon T, et al. Clinical efficacy and safety of nivolumab in malignant non-pleural mesothelioma : a multicenter, open-label, single-arm, Japanese phase II trial (Viola) protocol. Oncology. 2023 ; 101(4) : 257-61. [PMID : 36566745]

30) Mezei G, Chang ET, Mowat FS, et al. Epidemiology of mesothelioma of the pericardium and tunica vaginalis testis. Ann Epidemiol. 2017 ; 27(5) : 348-59.e11. [PMID : 28527639]

31) Tyebally S, Chen D, Bhattacharyya S, et al. Cardiac tumors : JACC CardioOncology state-of-the-art review. JACC CardioOncol. 2020 ; 2(2) : 293-311. [PMID : 34396236]

32) Cao S, Jin S, Cao J, et al. Malignant pericardial mesothelioma : a systematic review of current practice. Herz. 2018 ; 43(1) : 61-8. [PMID : 28130567]

33) Brydges H, Yin K, Balasubramaniyan R, et al. Primary pericardial mesothelioma : a population-based propensity score-matched analysis. Semin Thorac Cardiovasc Surg. 2022 ; 34(3) : 1113-9. [PMID : 34320396]

34) Thomason R, Schlegel W, Lucca M, et al. Primary malignant mesothelioma of the pericardium. Case report and lit-

erature review. Tex Heart Inst J. 1994；21(2)：170-4.［PMID：8061543］

35) Marinaccio A, Nesti M；Regional Operational Centers. Analysis of survival of mesothelioma cases in the Italian register(ReNaM). Eur J Cancer. 2003；39(9)：1290-5.［PMID：12763219］

36) Mensi C, Giacomini S, Sieno C, et al. Pericardial mesothelioma and asbestos exposure. Int J Hyg Environ Health. 2011；214(3)：276-9.［PMID：21156353］

37) Marinaccio A, Consonni D, Mensi C, et al. Association between asbestos exposure and pericardial and tunica vaginalis testis malignant mesothelioma：a case-control study and epidemiological remarks. Scand J Work Environ Health. 2020；46(6)：609-17.［PMID：32253443］

38) Schaefer IM, Mariño-Enríquez A, Hammer MM, et al. Recurrent tumor suppressor alterations in primary pericardial mesothelioma. Mod Pathol. 2023；36(9)：100237.［PMID：37295554］

39) Fukasawa N, Agemi Y, Shiba A, et al. A case of slowly progressive malignant pericardial mesothelioma suggesting the involvement of BAP1 loss. Respirol Case Rep. 2022；10(9)：e01004.［PMID：35950141］

40) McGehee E, Gerber DE, Reisch J, et al. Treatment and outcomes of primary pericardial mesothelioma：a contemporary review of 103 published cases. Clin Lung Cancer. 2019；20(2)：e152-e7.［PMID：30594459］

41) Nilsson A, Rasmuson T. Primary pericardial mesothelioma：report of a patient and literature review. Case Rep Oncol. 2009；2(2)：125-32.［PMID：20740175］

42) Papi M, Genestreti G, Tassinari D, et al. Malignant pericardial mesothelioma. report of two cases, review of the literature and differential diagnosis. Tumori. 2005；91(3)：276-9.［PMID：16206657］

43) Hirano H, Maeda T, Tsuji M, et al. Malignant mesothelioma of the pericardium：case reports and immunohistochemical studies including Ki-67 expression. Pathol Int. 2002；52(10)：669-76.［PMID：12445141］

44) Gürdal M, Erol A. Malignant mesothelioma of tunica vaginalis testis associated with long-lasting hydrocele：could hydrocele be an etiological factor? Int Urol Nephrol. 2001；32(4)：687-9.［PMID：11989565］

45) Vimercati L, Cavone D, Delfino MC, et al. Asbestos exposure and malignant mesothelioma of the tunica vaginalis testis：a systematic review and the experience of the Apulia(southern Italy)mesothelioma register. Environ Health. 2019；18(1)：78.［PMID：31470859］

46) Grogg JB, Fronzaroli JN, Oliveira P, et al. Clinicopathological characteristics and outcomes in men with mesothelioma of the tunica vaginalis testis：analysis of published case-series data. J Cancer Res Clin Oncol. 2021；147(9)：2671-9.［PMID：33559739］

47) Jones MA, Young RH, Scully RE. Malignant mesothelioma of the tunica vaginalis. A clinicopathologic analysis of 11 cases with review of the literature. Am J Surg Pathol. 1995；19(7)：815-25.［PMID：7793480］

48) Plas E, Riedl CR, Pflüger H. Malignant mesothelioma of the tunica vaginalis testis：review of the literature and assessment of prognostic parameters. Cancer. 1998；83(12)：2437-46.［PMID：9874447］

49) Butnor KJ, Pavlisko EN, Sporn TA, et al. Mesothelioma of the tunica vaginalis testis. Hum Pathol. 2019；92：48-58. ［PMID：31376434］

50) Recabal P, Rosenzweig B, Bazzi WM, et al. Malignant mesothelioma of the tunica vaginalis testis：outcomes following surgical management beyond radical orchiectomy. Urology. 2017；107：166-70.［PMID：28416299］

51) 大島純平，井上 均，福田聡子，他．精巣鞘膜由来悪性中皮腫の1例．泌尿紀要．2019；65(6)：215-8．

中皮腫瘍
取扱い規約 第2版

10. 石綿ばく露評価

I. 石綿ばく露の概要

1. 石綿

　石綿は繊維状のケイ酸塩鉱物であり，蛇紋石族のクリソタイル（白石綿）と角閃石族のクロシドライト（青石綿），アモサイト（茶石綿），アンソフィライト，トレモライト，アクチノライトの6種類がある。大気中，肺組織中の石綿については，通常長さが5 μm以上で，アスペクト比（長さと幅の比）が3以上のものを計測している。工業的に主に使用された石綿はクリソタイル，クロシドライト，アモサイトの3種であり，そのうちクリソタイルが9割以上を占める。

　石綿は耐熱性，耐摩擦性，耐薬品性などの特性を有することから，建材（吹付け材，耐火被覆材，保温・断熱材，外壁・内装・屋根用スレート材など）としての使用が最も多く，その他，摩擦材（ブレーキライニング，クラッチフェーシング），シール材（ガスケット，ジョイントシート）などの工業製品にも広範に使用された。わが国では，1970～90年代にかけて石綿が大量に輸入・使用されたが，1995年にクロシドライト，アモサイトの使用などが禁止され，2006年に一部代替困難な製品を除く石綿の使用などが，2012年にはすべての石綿製品の使用などが禁止された。

2. 石綿ばく露の機会

　石綿ばく露の機会は，職業性ばく露が多く，それ以外に非職業性ばく露として傍職業性家庭内ばく露，傍職業性ばく露，近隣ばく露，石綿を使用した建物内でのばく露などに分類される[1]。職業性ばく露には，直接ばく露と間接ばく露がある。主な直接ばく露には，石綿含有製品の製造工程における作業，石綿の吹付け作業，石綿製品を用いた断熱・保温作業，石綿製品の加工作業などがある。石綿製品の全面使用が禁止されている現在では，すでに石綿製品が使用された建物，船舶，車両などの補修，解体作業などが問題となる。間接ばく露とは，直接石綿を取り扱うことはないが，造船所や車輌製造，建物の天井等への石綿吹付などの石綿を取り扱う現場で作業をすることによって石綿にばく露されることである。

　非職業性ばく露のうち，傍職業性家庭内ばく露には，石綿に汚染された作業衣を持ち帰り家庭内で洗濯することによりばく露を受けた主婦の事例などがある。また傍職業性ばく露では，家庭で石綿含有シートを切断するなどの日曜大工作業を自分で行うことによるばく露がある。さらに，近隣ばく露として石綿鉱山や石綿工場の近隣の住民などの環境ばく露が問題となっている。その他，大規模災害時に倒壊した建物の解体作業や，がれき処理で飛散した石綿のばく露にも留意が必要である。

3. 中皮腫での石綿ばく露

　石綿の累積ばく露量と中皮腫の発生には，量-反応関係が認められており[2][3]，中皮腫発症リスク

を増加させない累積ばく露量は明らかではない。また，中皮腫は石綿ばく露開始からの年数を経るほど発症リスクが高くなるといわれている[2)3)]。石綿ばく露開始から中皮腫発症までの潜伏期間は20～50年程度であり，一般に石綿ばく露量が多いほど潜伏期間が短くなる傾向がみられる。中皮腫と胸膜プラークは，石綿肺や肺癌に比較して低濃度ばく露でも発症することが知られており[4)]，職業性ばく露では直接ばく露だけでなく間接ばく露でも発症するほか，家庭内ばく露，近隣ばく露などの非職業性ばく露でも発症する。中皮腫の発症リスクは，石綿の種類により異なることが報告されている。角閃石族のクロシドライトおよびアモサイトはクリソタイルよりも中皮腫発症リスクが高く[5)6)]，クロシドライト，アモサイトのリスクはそれぞれクリソタイルの50～100倍，10～15倍ともいわれている。一方，男性の腹膜中皮腫は，胸膜中皮腫よりも高濃度ばく露で，クロシドライトなどの角閃石族石綿のばく露例が多い。

4．石綿小体

　石綿繊維はマクロファージに貪食され，鉄と糖蛋白が沈着する。鉄は石綿繊維を吸入した際の肺の出血，あるいは血液中に含まれる鉄に由来すると考えられる。最終的にマクロファージは死滅し，石綿小体が形成される。

　石綿小体は，長い繊維で形成され，5～10 μm より短い石綿繊維が被覆されることは稀である。したがって，長い角閃石族（クロシドライト，アモサイト，アンソフィライト，トレモライト，アクチノライト）では石綿小体が形成されるが，蛇紋石族であるクリソタイルは短く，さらに折れて短くなり，裂けて細い繊維になるため，石綿小体を作りにくい。しかし，クリソタイルも石綿小体を形成することがあり，長い角閃石族の石綿繊維もすべてが被覆されるわけではない。

　石綿小体は透明な芯（石綿繊維）を黄金色の鉄と糖蛋白が被覆している（図1）。石綿小体の幅は2～5 μm で，長さは20～50 μm であり，250 μm の石綿小体もみられる。通常，直線的だが，細い角閃石族やクリソタイルでは彎曲した石綿小体もみられる。被覆物質は繊維に沿って分節し，球形

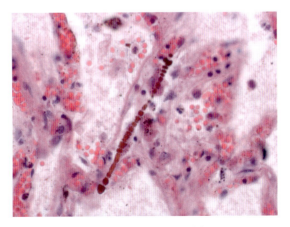

図1．石綿小体，HE染色
肺組織：中心の細い芯と黄金色調で分節状の被覆物質からなる石綿小体を認める。

または直方体になり，数珠状，分節状，ダンベル状，刀状などの形態をとる。透明な芯は，分節状になった被覆物質の間にみえることが多い。あるいは石綿小体の端から飛び出してみえることもある。

5. 含鉄小体

　炭素，酸化鉄，金紅石，酸化アルミニウム，酸化クロム，雲母，タルク，ガラス繊維，耐火セラミック繊維などの石綿以外の物質も石綿小体に類似した構造物を形成する。芯の成分がわからない場合には含鉄小体とよぶ。分析電子顕微鏡による解析から，石綿小体は前記の特徴をもつことがわかっている。含鉄小体の芯が黒色の繊維状物質の場合は炭素であることが多い。含鉄小体の芯が黄色の繊維状物質は，タルク，雲母，カオリナイトなどである[7]。しかし，エリオナイト，耐火セラミック繊維からなる含鉄小体は，光学顕微鏡では石綿小体との鑑別は困難である[8]。

6. 組織切片中の石綿小体

　石綿小体は肺胞腔内，線維性に肥厚した間質，巨細胞内などに存在するが[9]，肺内で均一に分布しているわけではない。石綿の高濃度ばく露を受けると，石綿小体が集簇して観察される。組織切片を作製する際に石綿小体は切断されるため，全長を観察できないことが多い。組織切片で鉄染色を行うと，石綿小体は青染するため，その確認が容易になる（図2）。数珠状に配列した炭粉は石綿小体と誤認されやすいが，黄金色ではなく黒色で，鉄染色で青色に染色されず，形態も典型的な石綿小体の形態とは異なるので，区別が可能である。

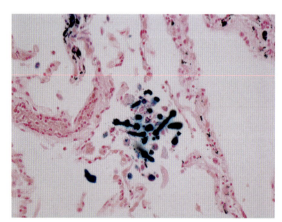

図2．石綿小体，鉄染色
肺組織：青色に染色されたダンベル状の石綿小体を多数認める。

Ⅱ．石綿ばく露の評価

　石綿ばく露の客観的な医学的所見として，胸膜プラーク（「2．画像診断」の章，p20 参照），肺内の石綿小体などが用いられている。しかし，現代人の肺には一般環境ばく露に由来する多少の石綿小体が存在するため，石綿ばく露の評価においては石綿小体もしくは石綿繊維の定量が必要である。これらのばく露の評価方法には，気管支肺胞洗浄液（BALF）による評価，組織切片による評価，肺組織の消化処理法による評価などがある。

　中皮腫症例における石綿ばく露の評価では，石綿ばく露による肺癌の発症リスクが 2 倍以上に相当する医学的所見が参考になる。環境省の中央環境審議会石綿健康被害判定小委員会による医学的判定に関する留意事項（2024 年 1 月 30 日一部改訂）によると，肺癌の発症リスクを 2 倍以上に高める石綿ばく露があったとみなされる医学的所見は表1の通りである。表1のいずれかの基準に該当する場合は，石綿により肺癌が発生したと考え，「石綿による健康被害の救済に関する法律（石綿健康被害救済法）」により救済される。なお，中皮腫の医学的判定基準には，石綿小体・石綿繊維の評価は含まれていない。

1．BALF による評価

　気管支鏡による擦過細胞診標本や生検標本に石綿小体が含まれることがある。これは高濃度の石綿ばく露を受けていることを示すが，定量を行うことはできない。

　気管支肺胞洗浄（BAL）は，気管支鏡の先端を亜区域〜亜々区域気管支に楔入し，チャンネル孔から十分量の生理食塩水を注入することにより，気管支および肺胞を含む気道を被覆する液や細胞を採取する手技である。石綿小体検出のための BAL の手技，検体処理および BALF 中の石綿小体

表 1．石綿ばく露による肺癌の発症リスクが 2 倍以上に相当する医学的所見

1）胸部 X 線画像または胸部 CT 画像で胸膜プラーク所見があること 　　かつ，胸部 X 線画像でじん肺法に定める第 1 型以上と同様の肺線維化所見があり， 　　胸部 CT 画像においても肺線維化所見が認められること
2）広範囲の胸膜プラーク所見があること（以下のいずれかの場合） 　a．胸部正面 X 線画像により胸膜プラークと判断できる明らかな陰影が認められ， 　　　かつ，胸部 CT 画像により当該陰影が胸膜プラークとして確認されること 　b．胸部 CT 画像で胸膜プラークの広がりが左右いずれか一側の胸壁内側の 1/4 以上であること
3）石綿小体または石綿繊維に有意の所見があること（以下のいずれかの場合） 　a．乾燥肺重量 1 g あたり 5,000 本以上の石綿小体 　b．乾燥肺重量 1 g あたり 200 万本以上の石綿繊維（長さ 5 μm 超） 　c．乾燥肺重量 1 g あたり 500 万本以上の石綿繊維（長さ 1 μm 超） 　d．気管支肺胞洗浄液（BALF）1 mL 中 5 本以上の石綿小体 　e．複数の肺組織切片中の石綿小体（複数の肺組織切片標本において， 　　　1 標本あたり概ね 1 本以上の石綿小体が認められること）

計測方法に関して，石綿小体計測マニュアル（第3版）[10]が発行されている。同マニュアルによると BAL は原則的に中葉・舌区から施行し，BALF 20 mL を石綿計測検体として提出する。BALF を次亜塩素酸系消化液で処理した後，メンブレンフィルター上で吸引濾過し，アセトン蒸気で透明化して位相差顕微鏡で計測する。なお，サイトスピンなどで遠心し，BAL 細胞をスライドガラスに塗布し，位相差顕微鏡で計測した場合も同様の結果が得られる[11]。

　電子顕微鏡による検討で，BALF 中の角閃石族繊維濃度と肺組織内の角閃石族繊維濃度，BALF 中の石綿小体濃度と肺組織内の石綿小体濃度が相関するとの報告もある[12]。しかし，位相差顕微鏡による検討で，BALF 中の石綿小体濃度とばく露量は相関がないとの報告もある[13]。BALF に石綿小体を認める場合は，肺組織内に石綿小体が存在することが明らかであり石綿ばく露の指標となるが，肺内石綿小体濃度が高値であっても BALF に石綿小体を認めないことがあるため，石綿ばく露を受けているにもかかわらず BALF に石綿小体を認めない場合は，肺組織内の石綿小体濃度の分析が必要である。

2. 肺組織切片による評価

　肺組織切片中の石綿小体の存在も肺癌の発症リスクを2倍に高める医学的所見とされている。これは，標準的な肺組織の薄切標本の中に十分な長さの石綿小体が光学顕微鏡で確認された場合をいう。肺組織切片中の石綿小体数は肺組織内の石綿小体濃度と相関があり，組織切片 1 cm²中に石綿小体が1本認められた場合の石綿小体濃度は，乾燥肺重量1gあたり 4,000〜20,000 本に相当する[9)14]。しかし，組織切片中に石綿小体を認めない場合も，肺組織内の石綿小体濃度が乾燥肺重量1gあたり 5,000 本以上であることがあり，石綿ばく露を受けているにもかかわらず肺組織切片中に石綿小体を認めない場合は，肺組織内の石綿小体濃度の分析が必要である。

3. 肺組織の評価

　肺組織から石綿小体を抽出し，肺組織内の石綿小体濃度を定量化する際にもいくつかの方法がある。石綿小体を観察するためには組織を除去する必要があるが，これには肺組織を化学的に消化する消化処理法と熱処理により有機物を分解する低温灰化法がある。石綿小体計測マニュアル（第3版）には，肺組織の消化処理法として，非腫瘍部の肺組織を次亜塩素酸系消化液で処理した後に，メンブレンフィルター上で吸引濾過し，アセトン蒸気で透明化して位相差顕微鏡で計測する方法が提唱されている[10]。消化処理法による肺組織内の石綿小体濃度の測定は，石綿ばく露の評価として最も客観性がある方法だが，手技が複雑であり，信頼性の高いデータを得るためには，一定の設備を整え，トレーニングを受けたスタッフのいる専門施設で実施する必要がある。また，クリソタイルは石綿小体を形成しにくいため，石綿ばく露を受けているにもかかわらず消化処理法で石綿小体濃度が低い場合は，電子顕微鏡による石綿繊維濃度の分析が必要である。

　一般に，肺組織中の石綿小体が乾燥肺重量1gあたり 5,000 本以上であれば職業ばく露があったと推定できるレベル，1,000〜5,000 本であれば職業ばく露の可能性が強く疑われるレベル，1,000 本未

満であれば一般住民のばく露レベルと評価できる[15]。

　中皮腫症例における肺組織中の石綿小体および石綿繊維濃度に関する報告は少ないが，石綿肺を伴う中皮腫，石綿肺を伴わず胸膜プラークのみを伴う中皮腫，石綿肺と胸膜プラークを伴わない中皮腫の順に多いことが報告されている[16]。また，肺組織中の石綿小体および石綿繊維濃度は，腹膜中皮腫のほうが胸膜中皮腫よりも高い傾向があり，腹膜中皮腫は胸膜中皮腫よりも平均的に石綿ばく露量が多いとする結果と一致している[16]。

引用文献

1) Commission of the European Communities. Public health risks of asbestos exposure：Report of a Working Group of Experts prepared for the Commission of the European Communities, Directorate-General for Social Affairs, Health and Safety Directorate. Commission of the European Communities, Pergamon Press, Oxford, pp1-149, 1977.

2) Doll R, Peto J. Asbestos. Effects on health of exposure to asbestos. Health and Safety Commission, HSE BOOKS, 1985.

3) IARC. Arsenic, metals, fibres, and dust. IARC monographs on the evaluation of carcinogenic risks to human. Volume 100C, pp219-309, IARC, Lyon, 2012.

4) Bohlig H, Otto H. Asbest und Mesotheliom：Fakten, Fragen, Umweltprobleme. G. Thieme, 1975.

5) Hodgson JT, Darnton A. The quantitative risks of mesothelioma and lung cancer in relation to asbestos exposure. Ann Occup Hyg. 2000；44(8)：565-601.［PMID：11108782］

6) Hodgson JT, Darnton A. Mesothelioma risk from chrysotile. Occup Environ Med. 2010；67(6)：432.［PMID：19906656］

7) Churg AM, Warnock ML. Asbestos and other ferruginous bodies：their formation and clinical significance. Am J Pathol. 1981；102(3)：447-56.［PMID：6101235］

8) Roggli VL, Gibbs AR, Attanoos R, et al. Pathology of asbestosis—an update of the diagnostic criteria：report of the asbestosis committee of the College of American Pathologists and Pulmonary Pathology Society. Arch Pathol Lab Med. 2010；134(3)：462-80.［PMID：20196674］

9) Roggli VL. Asbestos bodies and non-asbestos ferruginous bodies. In Pathology of asbestos-associated diseases. Oury TD, et al, eds. Springer, pp25-51, 2014.

10) 神山宣彦，森永謙二，槇原康亮 監修．石綿小体計測マニュアル（第3版）．独立行政法人労働者健康安全機構，独立行政法人環境再生保全機構，2023．

11) 河原邦光，松本省司．本調査の暫定BALF中石綿小体計測法について～サイトスピン法の比較検討～．平成22年度環境省委託業務「気管支肺胞洗浄液を用いた石綿小体計測技術の確立に関する調査業務」報告書．東洋大学，pp35-44，2011．

12) Teschler H, Friedrichs KH, Hoheisel GB, et al. Asbestos fibers in bronchoalveolar lavage and lung tissue of former asbestos workers. Am J Respir Crit Care Med. 1994；149(3 Pt 1)：641-5.［PMID：8118631］

13) Schwartz DA, Galvin JR, Burmeister LF, et al. The clinical utility and reliability of asbestos bodies in bronchoalveolar fluid. Am Rev Respir Dis. 1991；144(3 Pt 1)：684-8.［PMID：1892311］

14) 廣島健三．組織切片上の石綿小体数と石綿小体濃度．平成23年度環境省委託業務「石綿関連疾患に係る医学的所見の解析調査業務(病理組織標本における石綿小体計測及び胸腔鏡所見による認定基準の見直しに関する調査編)」報告書．東京女子医科大学，pp16-22，2012．

15) 神山宣彦．石綿小体と石綿繊維．石綿ばく露と石綿関連疾患—基礎知識と補償・救済，森永謙二 編，増補新装版，三信図書，pp69-87，2008．

16) Roggli VL, Sharma A. Analysis of tissue mineral fiber content. In Pathology of asbestos-associated diseases. Oury TD, et al, eds. Springer, pp253-92, 2014.

11. 労働者災害補償保険法，
石綿健康被害救済法，
および関連する制度等

I．はじめに

　男女差はあるものの，胸膜中皮腫の 60〜90％，腹膜その他の部位の中皮腫の 20〜60％が石綿繊維を吸入することによって生じることが知られている。労働者に労働者時代の石綿吸入を原因とする中皮腫が発症した場合には，労働者災害補償保険法（以下，労災保険法と略す）により，療養補償給付と休業補償給付等，亡くなった場合には遺族補償給付や葬祭料が支給される。ここでの労働者とは，労働基準法で定める「労働者」であり，日本国内で事業または事務所に使用される者で，賃金を支払われる者をいう。パートやアルバイト形態の労働者も含まれる。労働者以外でも，その業務の実情，災害の発生状況などからみて，特に労働者に準じて保護することが適当であると認められる一定の人，例えば労働者とともに同様の業務に従事する中小企業主やその家族従事者，建築業や特定の業種において一人親方として働く者には特別加入が認められている。この特別加入制度を利用している者が中皮腫に罹患した場合も労災保険の給付が受けられる。

　労働者以外の石綿工場周辺住民や労働者の家族に中皮腫が発症した場合には，「石綿による健康被害の救済に関する法律」（以下，石綿救済法と略す）による救済措置が講じられ，2006（平成18）年3月27日より運用されている。被災者本人が労働者時代に石綿を吸入したと主張しても，その事業所が閉鎖され，雇用されていたことを証明する社会保険記録がない場合には，労災保険法による給付が受けられないことがあるので，その場合には石綿救済法による救済給付を受けることになる。

　申請者は同時に両方に申請してもかまわないが，両者から給付を受けることはできない。通常は労災保険法のほうが手厚いので，石綿救済法による給付を先に受けていた場合には，こちらの給付を後日返済することになる。

　上述の2つの給付制度以外に，建設アスベスト給付金制度と国との和解による損害賠償金がある。

Ⅱ．労災保険法による給付

　労災保険法では，中皮腫に罹患した場合，労働者本人（代理人でも可）が労働基準監督署に労災申請をする必要がある（なお，療養補償給付の請求は労災指定病院を経由して提出する）。当該労働者の推定される最終石綿ばく露事業場を管轄する労働基準監督署が担当するが，どこが最終石綿ばく露事業場がわからない場合もあるものと思われる。受け付けた労働基準監督署が聞き取り調査などを行い，最終石綿ばく露事業場が管轄外であると判断された場合には，所轄する労働基準監督署に回送されることになり，労働者が改めて申請し直す必要はない。

　労災保険の審査に際しては，一般に，主治医が中皮腫と診断した根拠となる病理所見を記載した資料が必須であり，中皮腫を支持する２つ以上の免疫組織化学の結果と，中皮腫以外の腫瘍を支持しない２つ以上の免疫組織化学の結果の記載が必要になる。これらの内容を含む病理組織診断報告書（各病院の書式のものでよい）の提出が求められる。労働基準監督署からこれら病理標本（HE標本，免疫組織化学標本，パラフィンブロック）の提出や，画像の提出を求められることもある。病理診断がなされていない場合でも，少なくとも免疫細胞化学の結果を含む体腔液細胞診の診断結果が必要である。初診からの画像所見，一連の血清・体腔液の腫瘍マーカーなどの値，治療を開始している場合にはその内容も併せて報告を求められることがある。これらの医学的資料は，労災請求がなされた後に，労働基準監督署から医療機関に対し提出依頼がなされるので，患者の迅速な認定のためにも，できるだけ速やかに応じることが求められる。

　石綿ばく露歴については，労働者時代に石綿を吸入したと思われる作業，時期を聞き取り，診断書・意見書に記載すればよい。詳細な作業歴などは労働基準監督署の職員が改めて聞き取り調査などを行うので，手がかりとなるような情報の記載があれば十分である。ただし，画像や胸腔鏡検査の際に胸膜プラークが確認された場合には，その画像やビデオの提出を求められる場合があるので，画像の電子ファイルなどは労災認定が決まるまでは保存することが望ましい。

　所轄の労働基準監督署が労働者時代での１年以上の石綿ばく露によると判断した場合には，業務上疾病として労災保険による給付を受けることができる。ばく露期間が１年未満などの場合には本省（厚生労働省）に協議することと通達（平成24年3月29日付け基発0329第2号）で示されており，1年未満であるから必ずしも不認定になるということではない。ただ，石綿ばく露がなくなった後に特別加入した一人親方などは対象にはならないことに留意する必要がある。

　労災保険法には時効があり，休業補償給付（療養のため労働することができず賃金を受けない，休業した日の翌日が起点日）については2年，遺族補償年金や一時金については死亡後5年である。

　労災保険以外には，船員（平成22年1月1日の労災保険との統合前の仕事による疾病）の場合には全国健康保険協会船員保険部船員保険給付グループ，旧国鉄労働者の場合には独立行政法人鉄道建設・運輸施設整備支援機構国鉄清算事業管理部職員課，地方公務員の場合には地方公務員災害補償基金の各支部，国家公務員の場合は各省庁が窓口になる。申請に使用する診断書の必要事項，認定基準などは労災保険法とほぼ同じと考えてよい。

Ⅲ．石綿救済法による救済給付

2006（平成18）年3月27日に施行された石綿救済法で，前述の補償制度の対象とならない自営業者・一人親方や，労働者の家族も，国外に居住したことがなければ，中皮腫患者は全員石綿救済法の対象となり，認定されれば月約10万円の療養手当と医療費の自己負担分が支給される。窓口は保健所，環境省地方環境事務所，環境再生保全機構（川崎市）である。

認定に際しては労災保険同様，病理学的診断（細胞診，組織診）が必須である。胸部CTで胸水および縦隔胸膜に連なる胸膜腫瘍病変を認めた場合でも中皮腫以外の疾患は種々あるので，高齢者であっても少なくとも免疫細胞化学の結果を含む体腔液（胸水，腹水）細胞診で，中皮腫の診断の確からしさを担保しなければ認定されない。診断書の様式は環境再生保全機構のホームページからダウンロードでき，判定様式第1号：診断書（中皮腫）がある[1]。記載に際しては，中央環境審議会石綿健康被害判定小委員会「医学的判定に係る留意事項」[2]を参照するのがよい。

石綿救済法による救済給付は，「石綿による健康被害の特殊性にかんがみ，石綿による健康被害を受けた者及びその遺族に対し，医療費等を支給するための措置」を目的としており，基本的には中皮腫と診断された場合，医療関係者は速やかに石綿救済法の申請を勧めるべきであるが，死亡後に遺族が申請し，特別遺族弔慰金を受け取ることもできる。ただし，死亡した患者（未申請死亡者）の遺族が請求できる期間は，中皮腫が原因で死亡してから25年である。法施行前（2006年3月27日まで）の死亡者の遺族は2032年3月27日まで，2006年3月27日から2008年11月30日までの死亡者の場合は2033年12月1日まで，2008年12月1日以降の死亡者の場合には，死亡時から25年までの期間である。

Ⅳ．その他の関連制度

1．建設アスベスト給付金制度

　2021（令和3）年6月9日に，議員立法により「特定石綿被害建設業務労働者等に対する給付金等の支給に関する法律」（令和3年法律第74号）が成立し，2022年1月19日に施行された。建設アスベスト給付金制度は石綿にさらされる建設業務に従事した労働者や一人親方などが，石綿を吸入することにより発生する疾病にかかり，精神上の苦痛を受けたことについて，最高裁判決において国の責任が認められたことに鑑み，被害者への損害の迅速な賠償を図るための制度である。

　以下の（1）〜（3）の要件を満たす場合が対象となる。
(1) 次の表の期間毎に，表に記載している石綿にさらされる建設業務に従事することにより，
(2) 石綿関連疾病にかかった，
(3) 労働者や，一人親方・中小事業主（家族従事者等を含む）であること

期　　　間	業　　務
1972（昭和47）年10月1日 〜1975（昭和50）年9月30日	石綿の吹付けの作業に関する業務
1975（昭和50）年10月1日 〜2004（平成16）年9月30日	屋内作業場で行われた作業に関する業務

　※ 石綿関連疾病：①中皮腫，②肺癌，③著しい呼吸機能障害を伴うびまん性胸膜肥厚，④石綿肺（じん肺管理区分が管理2〜4），⑤良性石綿胸水。
　※ 本人が死亡している場合には，遺族（配偶者，子，父母，孫，祖父母または兄弟姉妹）のうち，最先順位者からの請求が可能。

　上記の支給対象者に当てはまれば，労災保険法による給付（特別加入制度に基づく給付を含む）や石綿救済法に基づく給付を現に受けている，または過去に受けた場合であっても，給付金などの支給を受けることができる。申請に係る診断（意見）書の書式は厚生労働省のホームページからダウンロードできる[3]。

2．石綿工場の元労働者やその遺族との和解による損害賠償金

　2014（平成26）年10月の大阪泉南アスベスト訴訟最高裁判決により，国の損害賠償責任が認められた。最高裁判決に照らして，石綿工場の元労働者やその遺族が，国に対して訴訟を提起し，一定の要件を満たすことが確認された場合には，国は，訴訟の中で和解手続を進め，損害賠償金を支払う。

　和解の要件は，次の通りである。
(1) 1958（昭和33）年5月26日から1971（昭和46）年4月28日までの間に，局所排気装置を設

置すべき石綿工場内において，石綿粉じんにばく露する作業に従事したこと

(2) その結果，石綿による一定の健康被害を被ったこと

(3) 提訴の時期が損害賠償請求権の期間内であること

労災保険法や石綿救済法による給付を受けていても，上記期間内に労働者として石綿粉じんにばく露する作業に従事した場合は対象となる。

詳細は厚生労働省のホームページを参照されたい[4]。

引用文献

1) 独立行政法人環境再生保全機構．様式名・様式番号から選ぶ(記載例あり)．
   https://www.erca.go.jp/asbestos/relief/download/pdf/hantei01_rei.pdf［accessed 2024/8/13］
2) 中央環境審議会石綿健康被害判定小委員会．医学的判定に関する留意事項(令和6年1月30日)．
   https://www.erca.go.jp/asbestos/general/pdf/ryui.pdf［accessed 2024/8/13］
3) 厚生労働省．建設アスベスト給付金制度について．
   https://www.mhlw.go.jp/stf/seisakunitsuite/bunya/koyou_roudou/roudoukijun/kensetsu_kyufukin.html［accessed 2024/8/13］
4) 厚生労働省．石綿(アスベスト)工場の元労働者やその遺族の方々との和解手続きについて．
   https://www.mhlw.go.jp/stf/seisakunitsuite/bunya/0000075130.html［accessed 2024/8/13］

付録．石綿健康被害救済制度のお知らせ

医師・医療機関の皆様へ

中皮腫を発症されている方へお知らせください！

指定疾病（中皮腫，肺がん，石綿肺・びまん性胸膜肥厚_{石綿による著しい呼吸機能障害を伴う}）で認定されると，

救済給付（医療費・療養手当 等）

が受けられます

- 患者様からの環境再生保全機構への申請手続きが必要です。
- 救済給付の支給決定には審査があります。
- 石綿救済相談ダイヤル（無料）へ相談されることをお勧めください。
- 申請にあたって，医学的資料のご提出にご協力をお願いいたします。

救済給付に関するお問い合わせ先　独立行政法人 環境再生保全機構
Environmental Restoration and Conservation Agency

アスベスト
石綿救済相談ダイヤル

電話無料　**0120-389-931**（さぁはやく きゅうさい）

受付時間　10:00〜17:00（土・日・祝・12/29〜1/3を除く）

〒212-8554　神奈川県川崎市幸区大宮町1310番
　　　　　　ミューザ川崎セントラルタワー9階
メールアドレス　asbestos@erca.go.jp
ホームページ　https://www.erca.go.jp/asbestos/

ホームページはこちらから

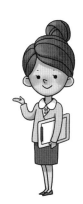

索引

和文

あ
アデノマトイド　75, 76
アデノマトイド腫瘍　101, 102
アルシアンブルー染色　56
安定　117
安定期間　121

い
イピリムマブ　128
イリノテカン　129
移行性所見　89
異種性成分　86, 88
異所性脱落膜　108
遺残腫瘍　50, 69
遺族補償給付　156
遺伝子変異
　　──, 胸膜中皮腫の　125, 130
　　──, 心膜中皮腫の　140
　　──, 腹膜中皮腫の　137
印環細胞　76
陰囊水腫　106, 107

え
疫学
　　──, 胸膜中皮腫の　124
　　──, 心膜中皮腫の　140
　　──, 精巣鞘膜中皮腫の　142
　　──, 腹膜中皮腫の　137
円形無気肺　24, 26
遠隔転移　4, 127

お
オステオポンチン　126
オレンジG好性細胞　59, 61, 62, 63
横隔膜リンパ節　12
横紋筋肉腫　86, 88

か
カルボプラチン　128
過ヨウ素酸シッフ　56

核異型スコア　79
確定　120
合併切除臓器　49
滑膜肉腫　95
完全奏効　117, 118
間接ばく露　148
緩和的放射線治療　131
環境ばく露　148
鑑別疾患　43, 79
鑑別診断　20, 90
鑑別病変　103
含鉄小体　150
癌性リンパ管症　113

き
ギムザ染色　56
切り出し方法　69
気管支肺胞洗浄　151
気管支肺胞洗浄液　151
気胸　84
気胸型　39
気胸発症例　19
偽中皮腫性肺癌　20
休業補償給付　156
給付　156, 157, 158
胸横筋　22
胸腔鏡　34
胸腔鏡下（VATS）胸膜生検　34, 35, 36
胸腔鏡所見　39
胸腔内非領域リンパ節　12, 13
胸水　113
胸水腫瘍マーカー　126
胸水貯留　16
胸水貯留型　39
胸水貯留主体　16
胸壁　11, 18, 69, 70
胸壁腫瘍類似例　18
胸膜　11
胸膜・心膜腫瘍の分類　71
胸膜厚　2, 5
　　── の測定　5
胸膜切除/肺剝皮術　47, 130
胸膜切除術　46

胸膜測定部位　115, 119
　　── の評価　117
胸膜中皮腫　123
　　── の遺伝子異常　125
　　── の疫学　124
　　── の症状　126
　　── の進展　127
　　── の診断　126
　　── の治療　128
　　── の定義　46
胸膜肺全摘術　46, 130
胸膜病変　113
胸膜プラーク　18, 20, 21, 22, 50, 124, 151
強度変調放射線治療　131

く
グレード分類　79

け
ゲムシタビン　129
外科的生検　47
外科的病期診断　47
軽度肥厚型　30
血性　55
血清可溶性メソテリン関連ペプチド　126
血中腫瘍マーカー　126
結核性胸膜炎　43, 44
建設アスベスト給付金制度　159
検体の取り扱い　69
検体採取　34, 55
検体保存　55
限局性胸膜中皮腫　16, 17
限局性中皮腫　98
原発腫瘍　3
原発巣　48

こ
姑息的手術　48
姑息的手術数　46
孤在性線維性腫瘍　94
広汎胸膜切除/肺剝皮術　47
効果判定規準　117

後横隔膜リンパ節　13
高異型度漿液性癌　62, 63, 103
高度石灰化・骨化例　18
高度不整型　30
高分化乳頭状中皮腫瘍　100, 102
骨肉腫　18, 86, 88
骨盤腹膜子宮内膜症　105
骨病変　113
骨分化　19
混合型　39, 138

再判定　121
細胞学的特徴　75
細胞所見　59
細胞診
　──の報告様式　58
　──の判定基準　58
細胞相接所見　62
細胞転写法　56
最大葉間胸膜厚　5
最良総合効果　119, 120
　──の報告　121
索状　75
錯綜配列　86, 94
殺細胞性抗がん薬　128

し

シスプラチン　128, 131, 143
ジアスターゼ消化試験　59
子宮内膜症　107, 108
子宮内膜症性囊胞　105
子宮内膜漿液性癌　103
指定疾病　161
試験開胸術　47
試験胸腔鏡手術　47
手術関連死亡　51
手術記載法　46
手術総数　46
手術例数の定義　46
腫瘍
　──の再評価　120
　──の進展　127
　──の測定　113
腫瘍減量手術　139
腫瘍縮小効果判定　112, 115
腫瘍播種　127
腫瘍様病変　104

腫瘍量　115
腫瘤形成型　30, 138
腫瘤形成主体　28
集細胞　55
充実性　75, 76
縦隔主体　18
縦隔腫瘍類似例　18
術後放射線治療　131
小細胞　76, 77
症状
　──，胸膜中皮腫の　126
　──，心膜中皮腫の　140
　──，腹膜中皮腫の　137
上皮様中皮腫　40, 41, 67, 74, 75, 76, 77, 78, 97
上皮様腹膜中皮腫　138
職業性石綿ばく露　27, 124, 148
心囊液貯留　29
心囊水　113
心膜炎型　30
心膜脂肪内リンパ節　13
心膜中皮腫　29, 30, 140
進行　117, 118
診断
　──，胸膜中皮腫の　126
　──，心膜中皮腫の　140
　──，精巣鞘膜中皮腫の　142
　──，腹膜中皮腫の　137
診断的手術数　46
新病変　118
審査開胸　47
腎癌　83

セルブロック　56, 57
生検　34
生存解析　51
生存率　51
正常胸膜　39, 40
性状確認　55
精巣鞘膜中皮腫　142
石灰化胸膜プラーク　18
石綿　148
石綿による健康被害の救済に関する法律　156
石綿ばく露　148
　──の評価　151
　──の医学的所見　151
石綿ばく露歴　157

石綿救済法　158
石綿小体　149, 150, 151
石綿肺　159
切除術数　46
切除断端　49, 69
腺管乳頭状　75
線維形成性所見　92
線維形成性中皮腫　42, 87, 88, 90
線維性胸膜炎　43, 44, 90, 91, 92, 93
潜伏期間　149
全層生検　34, 35, 36
前横隔膜リンパ節　13
前浸潤性中皮腫　99

そ

組織学的所見による分類　49
組織型　139, 141, 143
組織固定法　35
組織構築パターン　75
組織切片　150
組織分類　52, 71
鼠径ヘルニア　106
早期　17
早期例　16
相互封入像　59
奏効期間　120
窓形成　62
測定法　114
損害賠償金　159

た

多核巨細胞　62, 63
多核細胞　59, 60
多形性　77
多形性所見　89
多発腫瘤型　39
多発小結節　41
多発小結節型　39
大腸癌　106, 108
脱落膜変化　108
脱落膜様　76, 77
単純 X 線撮影　10, 14, 114
単発腫瘤例　16
胆囊低分化腺癌　63
淡明細胞　75, 76

ち

治療
　——，胸膜中皮腫の　*128*
　——，腹膜中皮腫の　*139*
　——，心膜中皮腫の　*141*
　——，精巣鞘膜中皮腫　*143*
治療効果判定　*113*
中皮過形成　*104*
中皮腫　*102*
中皮腫陽性マーカー　*80*
超音波検査　*114*
直接ばく露　*148*

て

低異型度漿液性癌　*64, 104*
典型例　*14*
転移　*127*
転移性胸膜腫瘍　*43, 44*

と

塗抹標本作製　*55*

な

内胸リンパ節　*12, 13*
内視鏡　*36*
軟骨肉腫　*18, 86, 88*
軟骨分化　*19*

に

ニボルマブ　*128, 139, 141, 143*
ニンテダニブ　*130*
二相性滑膜肉腫　*95*
二相性中皮腫　*67, 97*
肉眼所見　*139, 141, 143*
　—— による分類　*49*
肉眼的癌浸潤　*49*
肉腫　*94*
肉腫様中皮腫　*42, 67, 86, 89, 92, 93*
乳癌　*83*

ね

粘液性　*55*
粘液様間質　*78*
粘液様物質　*58, 60*

の

膿性　*55*

は

パパニコロウ染色　*56*
播種　*37, 127*
肺癌　*159*
肺腺癌　*62, 63, 80, 82*
肺腺癌陽性マーカー　*80*
肺組織の評価　*152*
肺組織切片　*152*
肺多形癌　*93*
肺肉腫様癌　*92*
肺扁平上皮癌　*64, 82*
肺扁平上皮癌陽性マーカー　*80*
発症要因
　——，胸膜中皮腫の　*124*
　——，心膜中皮腫の　*140*
　——，精巣鞘膜中皮腫の　*142*
　——，腹膜中皮腫の　*137*
花むしろ状構造　*42, 86, 88, 90, 105*
反応性中皮　*64*
反応性中皮過形成　*83, 84, 104, 106, 107*
反応性中皮細胞　*62*
判定区分　*58*
斑状肥厚　*20*

ひ

ヒアルロニダーゼ消化試験　*59*
ヒアルロン酸　*59, 78, 126*
ビノレルビン　*129*
びまん性胸膜肥厚　*24, 25, 26, 159*
びまん性中皮腫　*74*
びまん性肥厚型　*39*
びまん性腹膜肥厚主体　*27*
非 CR 非 PD　*118*
非胸膜病変　*113*
非職業性ばく露　*148*
非典型例　*16*
非標的病変　*115, 116, 119*
　—— の評価　*118*
微小乳頭状　*75, 76*
標的病変　*115, 116, 119*
　—— の評価　*117*
病期分類
　——，胸膜中皮腫の　*2, 5*
　——，心膜中皮腫の　*141*
　——，精巣鞘膜中皮腫の　*142*
　——，腹膜中皮腫の　*138*
病理学的 T 因子　*3*
病理診断報告様式　*66*

ふ

フレキシブル内視鏡　*36, 37*
付加術式　*47*
部分奏効　*117*
部分的胸膜切除術　*47*
腹腔内温熱化学療法　*139*
腹水　*113*
腹水型　*138*
腹膜子宮内膜症　*108*
腹膜腫瘍　*102*
　—— の分類　*72*
腹膜上皮様中皮腫　*103, 104, 105*
腹膜中皮腫　*27, 28, 29, 137*
　—— の発症頻度　*137*
腹膜封入嚢胞　*107, 108*
分岐血管　*94*

へ

ベースライン評価　*115, 118*
ベバシズマブ　*130*
ペムブロリズマブ　*128, 130*
ペメトレキセド　*128, 131, 143*
壁側胸膜　*69, 70*
扁平上皮癌　*62*

ほ

ポート作成　*34*
放射線治療　*131*
放射線治療歴　*114*
放射線肺臓炎　*131*
傍職業性ばく露　*148*
傍精巣中皮腫瘍　*142*
　—— の分類　*73*

み

ミラーボール状細胞集塊　*62, 63*

む

無症候性胸水　*127*
無増悪生存期間（割合）　*121*

め

メソテリン　*130*
明細胞癌　*104, 105*

索 引　　**165**

免疫チェックポイント阻害薬
　128
免疫組織化学的マーカー　*80*
免疫組織化学的染色像　*81*

よ

葉間胸膜　*2*
葉間胸膜浸潤　*5*

ら

ラブドイド　*75, 77*
卵巣明細胞癌　*62, 63*

り

リンパ節　*4, 12*
リンパ節郭清　*49*
リンパ節腫大　*116*
リンパ節転移　*12, 49*
リンパ節病変　*113, 115*
リンパ組織球様　*77, 78, 89*
良性胸膜病変　*20*
良性石綿胸水　*24, 25, 43, 44,*
　159
療養補償給付　*156*
臨床的 T 因子　*3*
臨床的特徴
　───. 腹膜中皮腫の　*137*
　───. 心膜中皮腫の　*140*
　───. 精巣鞘膜中皮腫の　*142*
隣接臓器合併切除術　*47*

る

類上皮血管内皮腫　*96*

ろ

労災保険法　*157*
労働者災害補償保険法　*156*
肋下筋　*23*
肋間リンパ節　*13*
肋間動静脈　*24*

欧　文

A

adenomatoid　*75*
adenomatoid tumor　*101, 102*
alcian blue stain　*56*
ALK　*137*

ATM　*125*
atypical mesothelial hyperplasia
　84
atypical mesothelial proliferation
　84

B

BAL　*151*
BALF　*151*
BAP1　*57*
BAP1　*125, 130, 137, 140*
BAP1 消失　*80, 85*
BerEP4　*81*
best overall response　*119*
biphasic mesothelioma　*97*
bone lesions　*113*
BRCA1　*130*
BRCA2　*125*

C

calretinin　*57, 79*
CAM5.2　*92*
carcinoembryonic antigen（CEA）
　79
CBDCA　*128*
CDDP　*128, 131, 143*
CDKN2A　*57, 125, 130, 137,*
　140
CDKN2A ホモ接合性欠失　*80,*
　85
cell block　*56*
cell transfer technique　*56*
CheckMate743 試験　*128*
CHEK2　*125*
claudin-4　*79*
clear cell　*75*
clear cell carcinoma（CCC）　*104*
cN 因子　*12*
collagenous stroma　*59, 61, 62,*
　63
Combined resection〔of adjacent
　organ(s)〕　*47*
combined type　*138*
complete response（CR）　*117,*
　118
confirmation　*120*
confirmatory measurement/
　duration of response　*120*
CONFIRM 試験　*128*

CPT-11　*129*
crow's feet sign　*24, 26*
CRS　*139*
cT　*3*
cT 因子　*2, 11*
CT　*10, 14, 114*
CT ガイド下経皮的針生検　*37,*
　38
cytokeratin 5/6（CK5/6）　*79*
cytological features　*75*

D

DDX3X　*125*
deciduoid　*76*
desmoplastic mesothelioma　*88*
diffuse mesothelioma　*74*
dry-painful type　*138*
duration of overall response
　120
duration of stable disease　*121*

E

ectopic decidua　*108*
EGFR　*125*
epithelioid
　hemangioendothelioma　*96*
epithelioid mesothelioma　*74*
EPP　*130*
　─── の手術材料　*69*
estrogen receptor（ER）　*79*
exploratory thoracotomy　*47*
extended pleurectomy/decortica-
　tion（extended P/D）　*47*
extrapleural pneumonectomy
　（EPP）　*46*

F

FBXW7　*125*
FDG-PET/CT　*10, 15*
FISH　*57*
Fmax　*5*

G

GEM　*129*
Giemsa stain（Giemsa 染色）　*56,*
　60, 63, 64
gross cystic disease fluid protein
　15（GCDFP15）　*79*

H

HEG1 79
hemangiopericytoma-like vessels 94
high-grade serous carcinoma（HGSC） 103
HIPEC 139
holly leaf appearance 20, 21
hump 様細胞質突起 59, 61

I

ICC 59
IMRT 131
independent review of response and progression 121
intrathoracic nonregional lymphnodes 12, 13

J

JME-001 試験 128
JMIG1101 試験 131

K

KEYNOTE-483/CCTG IND.227 試験 128
KRAS 125

L

LATS2 125
localized mesothelioma 98
low-grade serous carcinoma（LGSC） 104
lymphohistiocytoid 77

M

malignant lymph nodes 113
mammaglobin 79
MAPS 試験 130
maximum fissure thickness（Fmax） 5
mesothelial hyperplasia 104
mesothelioma 102
mesothelioma in situ（MIS） 99
mesothelioma of the tunica vaginalis testis 142
mesothelioma with heterologous elements 88
mesothelioma with lymphohistio-cytoid features 89
mesothelioma with pleomorphic features 89
mesothelioma with transitional features 89
micropapillary 75
MOC31 81
modified RECIST 112
MRI 10, 15, 114
MTAP 125
MTAP 消失 80, 85, 86
myxoid stroma 78

N

napsin A 79
NCT03126630 試験 130
new lesions 118
NF2 125, 130, 137, 140
nodal dissection 49
non-CR/non-PD 118

O

omental cake 28, 29
OPN 126
overall tumor burden 115

P

P/D 130
—— の手術材料 69
p40 79
Pap. 染色 60, 61, 62, 63, 64
Pap. 塗抹標本 57
Papanicolaou stain（Pap. 染色） 56
paratesticular mesothelial tumor 142
partial pleurectomy（PP） 47
partial response（PR） 117
PAS 反応 61
patternless pattern 86, 94
PAX8 79
PBRM1 125
PD-L1 発現 137
PEM 128, 131, 143
PEM 再投与 129
PEMBIB 試験 130
periodic acid Schiff（PAS）反応 56
peritoneal inclusion cysts 107
pleomorphic 77
pleural plaque 50
pleural thickness 2, 5
pleurectomy/decortication（P/D） 47
podoplanin（D2-40） 79
progesterone receptor（PgR） 79
progression-free survival（PFS） 121
progressive disease（PD） 117, 118
proportion progression-free 121
pseudomesotheliomatous carci-noma of the lung 20
Psum の算出 6
pT 3
pT 因子 2, 69

R

reporting best response results 121
rhabdoid 75
RYR2 125

S

sarcomatoid mesothelioma 86
SETD2 125
SETDB1 125
signet ring 76
small cell 76
SMART 試験 131
SMRP 126
solid 75
solitary fibrous tumor 94
stable disease（SD） 117
stage 51
storiform pattern 42, 86, 88, 90, 105
surgical biopsy 47
surgical staging 47
synovial sarcoma 95
SYSTEM-2 試験 131

T

T3 11, 12
T4 11, 12
thoracoscopy 47
TNM 分類 3

TP53 *125*
trabecular *75*
transitional feature *97*
transpulmonary band *24*
TTF-1 *79*
tubulopapillary *75*
tumor-like lesions *104*

V

VIOLA 試験 *139*
VNR *129*

W

well-differentiated papillary
　mesothelial tumor（WDPMT）

100, 102
wet type *138*
WHO第5版 *54, 67, 71, 72, 73*
Wilms tumor 1（WT1） *79*

Z

zonation *90*

中皮腫瘍取扱い規約 第2版

2018年11月30日　第1版発行
2025年　2月20日　第2版第1刷発行

編　者　特定非営利活動法人　日本石綿・中皮腫学会
　　　　特定非営利活動法人　日本肺癌学会

発行者　福村　直樹
発行所　金原出版株式会社
　　　　〒113-0034 東京都文京区湯島2-31-14
　　　　電話　編集 (03)3811-7162
　　　　　　　営業 (03)3811-7184
　　　　FAX　　 (03)3813-0288
　　　　振替口座 00120-4-151494
　　　　http://www.kanehara-shuppan.co.jp/

Ⓒ 日本石綿・中皮腫学会,
日本肺癌学会, 2018, 2025

検印省略

Printed in Japan

ISBN 978-4-307-20480-4　　　　印刷・製本／三報社印刷

JCOPY <出版者著作権管理機構 委託出版物>
本書の無断複製は著作権法上での例外を除き禁じられています。複製される場合は，そのつど事前に，出版者著作権管理機構（電話 03-5244-5088, FAX 03-5244-5089, e-mail：info@jcopy.or.jp）の許諾を得てください。

小社は捺印または貼付紙をもって定価を変更致しません。
乱丁，落丁のものは小社またはお買い上げ書店にてお取り替え致します。

WEBアンケートにご協力ください
読者アンケート（所要時間約3分）にご協力いただいた方の中から
抽選で毎月10名の方に図書カード1,000円分を贈呈いたします。
アンケート回答はこちらから ➡
https://forms.gle/U6Pa7JzJGfrvaDof8